LOOK

PregnANT

看，我怀孕了！

王銮銮 著

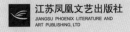
江苏凤凰文艺出版社
JIANGSU PHOENIX LITERATURE AND
ART PUBLISHING, LTD

谁让你是"母"的?

　　当编辑小姐给我下达写"自序"这一任务时,我正在马不停蹄地给熊孩子们看病。

　　皮皮低烧,肉肉高烧,我率领一众亲属到医院,排队、挂号、戳手指验血。按照两位的病重程度,我当场做了战术部署:肉肉回家,家庭看护。皮皮滞留广州,观察病情,随时复诊。

　　夜以继日的照看,皮皮好了八九成,我们心急如焚地赶回家,肉肉又高烧。行李换一票,病号换一位,调头回广州。肉肉病愈回到家,两个熊孩子进行了友好的会晤。第二天,被肉肉"病毒尾气"侵蚀的皮皮,又和我们踏上了漫漫看病之路。

　　整整半个月,我只在家里住了一天。我和老李,睡遍了广州儿童医院周边所有的酒店,这就是家庭妇女版的"穿越大半个广东去睡你"。

　　所以,这不是篇自序,充其量就是"一个焦头烂额已婚育妇女的自述"。

　　我生完孩子后,常常对未生育的适龄女青年进行"生个孩子吧"的魔音洗脑。她们诧异的目光投来,写满"你怎么也成了那种生了孩子无限度晒熊孩子炫耀母爱没有自我的平庸妇女"。

　　"为什么?孩子有那么可爱吗?"

　　世界上，可爱的东西俯拾皆是，小猫小狗，小鱼小鸟，小树小花，连隔壁老王家的广场舞大妈，都散发着圆润市井的憨态可爱。自家的熊孩子，脸蛋嘟嘟，手脚蹒跚，满嘴稚嫩的病句，当然可爱。

　　这个可爱的物种，在你肚子里翻云覆雨，让你食无可恋。吸收你的营养，撑大你的纤瘦。肋骨断裂的痛，鬼门关里闯一回，把他生下来，结果他还是继续长在你身上，让你没有整觉睡，没有重口味美食吃，没有逛街聊天下午茶，也没有你侬我侬性生活。变相软禁的牢狱里，还伴随着毫无头绪的嚎哭，毫无征兆的生病，毫无理由的情绪跌宕，还有毫无节制的撒娇黏腻。

　　这些只是表象，你还要在千手观音的照料里，凭空生出一道责任感，一味耐心，一片理智。保证在生活起居里，春风化雨地暗藏培养和教育。

　　比如，路上有个人，在人群中多看你了一眼，就冲上来踹了你一脚。你可以破口大骂泼妇骂街把他打到头破血流。你的二姑妈家的表侄的老丈人，到你家来，看中一件古董，于是摔在地上测试它的坚硬度，你当然可以把脸撕碎，一蹦三尺高，去他所处街道他退休单位拉横幅上头条。

　　可是对熊孩子，都不行。你只能一个夸张的腾空倒地，然后噘起老嘴，娇声哼唧：哎呦妈妈好痛啊，宝宝不能这样踢人哦，会痛的，这样是不对的，我们下次不要这样了好吗？假如他似懂非懂地点点头，呵呵你的痛处，你还要摸摸他的脑袋，表示赞赏。

　　熊孩子砸碎你的 LAMER 面霜，你来不及心痛，迅速在他的嘚瑟狂笑中，打扫好残局，怕刺伤他的小脚丫。满目慈爱一个转向，指天咆哮：谁 TM 把我的化妆品搁这儿了！！

因为现代教育学指导我们：对待孩子，要走亲密路线。心理学上叫作"足够好的母亲"。如果你的态度是严厉苛刻的，你的爱是"有条件的"，将会投射出婴幼儿内心的阴霾，让他觉得自己是坏的，不被人需要的，从此就会走上忧郁、焦虑、自卑的不归路。

所以，就换妈妈忧郁、焦虑、自卑吧。

是不是觉得很糟糕，对人生都充满了绝望？

最糟糕的是，你忙得根本没有时间去绝望。只有在孩子入睡时，拉屎间隙，望月（天花板）自怜。你摸着一身过劳肥的脂肪，瞪着一双黑眼圈空洞的眼，衣衫不整，披头散发，独酌着这人生的苦逼。

然后，妈欲静而哭不止，子欲醒而妈不得不在。

在这些兵荒马乱的恐怖面前，可爱算什么？可爱能吃吗？

回到开头，这不一般的苦逼，恰恰就是我大力奉劝女性同胞们生孩子的原因。

因为人生本来就是苦逼的，没有这样的苦逼，就有那样的苦逼，没有长远的苦逼，就有近来的苦逼。盛衰各有时，立身苦不早。对于女人来说，就该是"生娃苦不早"。我们对待孩子，就要像谈恋爱那样坚韧不拔，做心机婊杀绿茶婊，越难啃就越要啃，连骨带肉绝不留渣。

我们这一代独生子女，从小就是宠爱和压力的纠结受体。宠爱来自无可奈何的计划生育，压力无非就是升学考试、工作婚姻。我们在生娃前的任何时期，都没有接受过来自操劳和禁锢的折磨。我们不像上一代那般贤良淑德，男外女内，分工明确。我们信奉男女平等，信奉五五分成，我洗碗你倒垃圾，我做SPA你饭局，一切都是妥当自然的公平。

　　孩子的到来彻底打破了平等。我们身体里的母性机制被启动，你不得不受造物主的支配，循着哭声叫声，在每一个深夜茕茕独行。你的身体很诚实，心里却不平衡，明明这孩子也是一人一半，还冠你的姓，贯彻你的Y基因，凭啥你睡什么睡起来嗨，我睡什么睡就是起来哄孩。

　　这个问题我持续思考了两个孕期加哺乳期，得到的答案很飘逸：谁叫我是母的？

　　得到的解决方法，两个：1.在怀孕生孩子里苦中作乐，自寻嗨点。2.拖老公下水。

　　这大概应该也是我全书想要散播的胜利在望的气息。

　　没有经历过怀孕生子带孩子的苦逼，何以谈人生，何以谈理想，何以谈"To Be Or Not To Be"，何以谈性感女人味，何以和老公就家庭地位进行谈判？

　　当你一手抱娃，一脚踩高跟鞋，一脑事业，一门心思往前进，你就会感谢孩子带给你的磨砺和成长，你明白了一件事，就是只有抚平了生活各界添的堵设的障的女人，才有资格被称作"人生赢家"。而男人，最多就是政界精英、商界传奇、技术骨干，他们赢了世界，而我们，得到了人生。

　　从前我理解的强，是高冷精干，争强好胜，独当一面。经历过怀孕生子，我理解的强，像上善若水，像无欲则刚。是在闲云野鹤处，不忘遵时养晦，保持暗涌的战斗力；是一边贤妻良母天伦叙乐，一边充着电自抬身价；是不焦躁不执念不恐慌地做母亲。

　　能屈能伸非大丈夫专属，女子为母亦然。

目录
contents

第一章

一种跟"伟大"沾边的
日子就要开始了

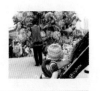

　　吴秀波和吴彦祖摆在你面前,你选谁?一个宝宝在你的肚子里意外落地生根,你要还是不要?这是两个同样让人纠结的挖掘机哪家强的问题。这颗尚称不出重量的种子悄无声息降落,呼啦啦带来各种你从未经历过的巨变。不丧心病狂锤炼不出好妈。这,才是刚刚开始。

▶ ▷ ▶ ▷ ▶

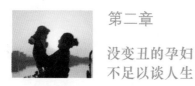

第二章

没变丑的孕妇
不足以谈人生

"怀孕的女人最美"这句话是骗人的！那一张张45°仰望前方，眼神充满慈爱的孕妇照，并不能掩盖圆滚滚的肚皮、肚皮上的黑线、翻腾的肚脐眼，以及可能太猖獗而PS不彻底的妊娠纹。可是这些真实的丑陋，都是为人母必须接受经历的过程，是你了解女人、成为母亲的残酷仪式。

▶ ▷ ▶ ▷ ▶

第三章

孕妇的世界总是充满喧嚣

　　老婆怀胎十月，各种不适，但一想到肚子里是爱情的结晶，就多么娇羞和喜悦啊，摸着肚子，感受胎宝宝的拳打脚踢，感受新生命的有力呼喊，可是怎么有那么多乱七八糟闹心事呢？唉，幸好有最奔放的群体联谊会供消遣，幸好有更重要的事转移"女王"的视线，需要女王亲自定夺。

▶ ▷ ▶ ▷ ▶

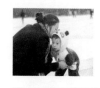

第四章

女人唯坐月子
最不可将就

"久旱逢甘露，他乡遇故知，洞房花烛夜，金榜题名时。"这诗还少了一句"月子里洗头"吧？坐月子的时候需要操心的何止这些？怎么坐月子？怎么挑月嫂？怎么断奶？怎么恢复苗条？为了变得比生产前更加健康幸福，拼了！

▶ ▷ ▶ ▷ ▶

第五章

当妈就是和苦逼的育儿生活谈恋爱

　　我做过电视、出版，长期写稿儿。总结下来，最难做的职业就是做妈。孩子一旦生病，想观察病情、家庭治疗，简直就是与全家为敌，包藏祸心堪比后妈。如何与病斗，与老人斗，与医生斗，与自己斗，咱还需要斗智斗勇，增长经验值，满血复活。做个有文化有理想有原则还有美貌的妈，路漫漫其修远兮。

▶ ▷ ▶ ▷ ▶

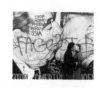

第六章

有了孩子别忘老公

　　我再也不是那个靠饿一周就能获得小蛮腰的少女，我变成了两个孩子的妈，但仍然是他愿意为我鲜花铺路的女神，当妈不误当女神。儿女自有自己的人生轨迹，和你一辈子走到最后的人总是他。无论你是豆蔻年华还是芳龄十八，是桃李如花还是风韵犹存，人生的任何一个阶段，在一起，永远是浪漫的真谛。

第一章

一种跟"伟大"沾边的

日子就要开始了

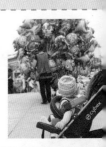

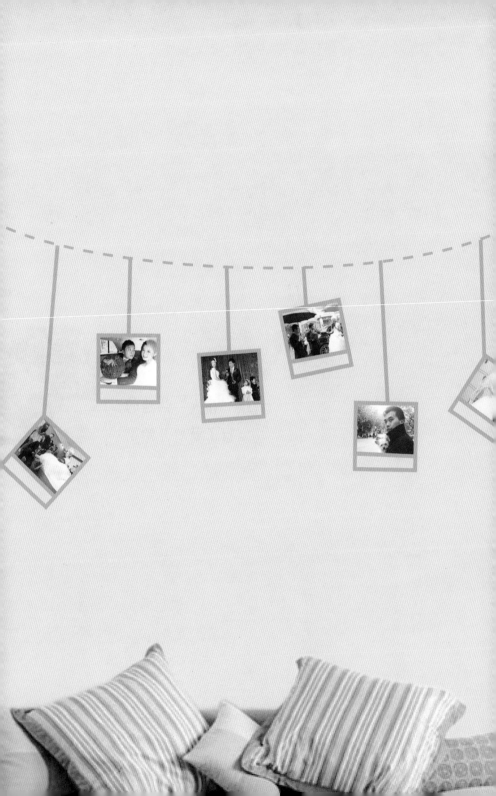

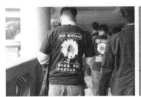
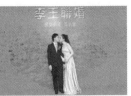

OMG！我中招了！

意外怀孕怎么办？

基本上，这是一个和挖掘机技术哪家强并驱的终结问题。答案在电视里、广播里、"山的那边""海的那边"的广告牌上。传统点的，我们称妇科医院，文艺点的，我们叫女子医院，全程无痛，眼睛一闭一睁，烦恼包解决。

可是这事儿落在刚领完证、打算恩恩爱爱环游世界的我头上，就太纠结了。这就好像吴秀波和吴彦祖摆在我面前，让我选谁那样糟心。

法律上，我的这次意外怀孕已经合法了。年龄上，我芳龄26，老李30，正好是生育黄金年龄。感情上，我和老李正处在激情万丈的热恋期。经济上，老李已经上缴一切财产，画押成奴。

　　总体来说，这次意外怀孕还是可以和平过渡到皆大欢喜的。可是就这么怀上了？然后就这样下去？最后就那样生下来？有点儿太草率随性了吧？不应该是两个人磨合已久，生活进入了正轨，做好了充足的心理建设，然后携手并进人生的下一个阶段吗？共同养育一个孩子，是多么慎重又严重的事儿，怎么能说有就有了呢？

　　况且，我们刚领完证，婚礼没办，蜜月没度，标准的一个月飞两次的周末夫妻。这简直就是拥有一张婚纸，但居无定所的两个人，家都没有，谈何做爸妈？

　　得知这个消息，我变得很焦虑，我觉得我完全没有做好准备。和老李在单位楼下吃完午饭，我拿着两条杠的验孕棒，沉默良久后说：太快了，我不想要，你能接受吗？

　　老李沉默了更久，眼睑低垂，叹了一口气抬头说：好，我同意。但是，老李接着说：你要答应我，下一个一定要啊。老李的第二句话里带着挣扎，些许无奈，掺杂哭腔。

　　老李精湛的"我尊重你的决定但是很心痛"的表演，深深撼动了我的心。他要是说"不行，这是我们俩的事，你不能不要"，我也就狠狠心去解决了。可他这样让步又难过的样子，反而让我心软纠结了。

　　我说：要不然我想想吧。

　　于是，我就开始思考一个终极问题：为什么要生孩子？

　　爱默生说：婴儿期是永生的救世主，为了吸引堕落的人类重返天国，它不断地来到人类的怀抱。

　　周国平也同意这种高大上的说法：我们伺候婴儿的小身体，给它喂食，替它洗澡，擦拭它沾上的屎尿，把它抱到户外晒太阳，这基本是成年兽照料幼兽的状态。婴儿是幼兽，迫使我们也回归成兽了。对于现代人来说，适时回到某种单纯的动物状态，这既是珍贵的幸福，也是有效净化。现代人的典型状态是，一方面，上不接天，没有信仰，离神很远；另一方面，下不接地，本能衰退，离自然也很远，仿佛悬在半空中，在争夺世俗利益中度过复杂而虚假的一生。那么，从上下两方面看，小生命的到来都是一种拯救，引领我们回归简单和真实。

简单来说，这两位思想家都认为，婴儿从精神层面和物质层面拯救了愚蠢的大人。很多普通人也认为，婴儿是来拯救人类的，最主要是拯救婚姻。可是，我觉得我过得刚刚好，虽然没有信仰，但也从善如流，爱护花草，不追打熊孩子。物质上，舔个酸奶盖就会心满意足，父母安康，工作稳定，共青团员，体貌端正，老李听话。我觉得我的人生暂时不需要婴儿的救赎。

我的女神刘瑜认为，生孩子是为了让人生更完整。母亲应该感激孩子，是他们让父母的生命"更完整"，让他们的虚空有所寄托，让他们体验到生命层层开放的神秘与欣喜，更重要的是，让他们体验到尽情的爱——那是一种自由，不是吗？能够放下所有戒备去信马由缰地爱，那简直是最大的自由。

我的女神认为，生不生孩子这个问题就纠结于"自由"二字。如果生孩子，怕爱情不自由，事业不自由，人生不自由，内心不自由。在获得所谓大自由之前，必定会有一场腥风血雨，一番把牢底坐穿，只有牺牲了各种小自由，才能换来她所说的"大自由"。对于26岁，人生各方面都开始起步的我来说，小自由的诱惑显然大过"大自由"。

晚上回家，我让老李坐在楼下等我。我上楼回到家，坐在书桌旁，拿出纸和笔，把生与不生的原因都列举下来。

　　　不生：异地刚结婚、会停掉事业、会失去二人世界、
没有心理准备
　　　生：爱他

问题思考到最后，原来就是"你对他的爱有没有大到想为他生孩子"。

男人对女人最大的肯定就是给她婚姻，女人对男人最大的付出就是给他生个孩子（详情见王思聪任意一条微博）。说起来，老李扒着我两年，哭着喊着要给我婚姻，为了我，像大姨妈那样执着，一个月飞一次南京，为了让我放心地嫁给他，签署了一份丧权辱国的婚前不平等条约。条约的内容基本上是我明目张胆的欺负：钱归我管，你的所有财产都要加上我的名字，如果你出轨要赔到内裤都不剩，总之结婚后你的就是我的，我的还是我的。以后生俩孩子，分别跟爸妈姓，每年春节轮流两家过，总之看在你养我的分儿上，你的地位才能跟我平起平坐。当时，老李拿到不平等条约，看了一眼问我，如果我不签呢？我翻翻白眼：那谁敢嫁给南蛮子？

老李拿回去思考了两天，狠狠心决定签字画押。我跷起二郎腿评论说：这个态度就对了，至少你有这样的决心，对于我来说就够了。老李立刻松懈下来，呼口气说：原来是考验，我还以为是真的呢。

当然是真的，还要公证！决心有用，要法律干什么？

打心眼里说，老李不但给了我最大的肯定，还在肯定前加了无数

诚恳的形容词。现在，就是见证我良心的时刻。虽然他尊重我的决定，但是作为一个准中年人，他内心深处一定非常希望能留住这个宝宝。我不要，并不会对我目前的地位产生震慑，但多少会伤老李的心，留下阴影，今后被我欺负，他就会从内心深处产生抗拒，日积月累，保不齐农奴就要闹革命了。

再从事物的反面来看，假如我不要这个孩子，按照计划，二人世界两年，再积极备孕，到孩子生下来，我也年近而立了。那么，生三保二的计划就要持续到奔四。过了 30 岁，女人就过了最佳生育年龄了。再者，如今这每况愈下的环境，要怀孕时方恨雾霾。最重要的是，三十大几，气喘吁吁地生完，再也没有力气去减肥了。年轻时天资所限没做成辣妹，已经输在起跑线上，这一把绝不能输，一定要做辣妈！反正，从领了小红本本开始，就打定主意是这个人，早点生，晚点生，都是给他生，还不如来个爽快的，让他记得我的牺牲呢。老李对我的感激，会让我的家庭地位继续攀升，更加愉快地对他作威作福。

这样反过来想，突然就想通了。这个孩子在这个时候着陆，就是为了帮我赢吧！虽然面临的现实问题一堆，但把这些问题放到生命的长河中，真不算什么。

欢快地做了决定，我下了楼，满脸肃穆对等待审判的老李说：我决定了，我，要这个宝宝。老李惊呆了，惊诧到内心在狂舞，脸部却陷入抽搐僵硬。他不知所措地问：为什么啊？

我低下头，虎躯一扭作鹌鹑状，满脸委屈娇羞地说，我列举了无数个不生的理由，却被一个生的理由打败了，就是爱你啊！谁让我那么爱你呢！

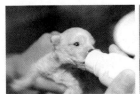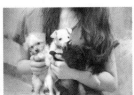

非任性宣言：生娃与
养狗，一个都不能少

当我还是少女的时候，某个闷热烦躁的夏夜，我垂头丧气地走在回家的路上，突然听到了某种动物的惨叫声。顺着嗷嗷嗷的被虐声，我颤抖着拨开围观人群。

两只比老鼠更小但更猥琐的动物躺在垃圾桶旁边，闭着眼张大嘴不停嚎叫，像两只搁浅的大头鲸，通体胎毛湿漉漉，肚皮上挂着脐带。我壮着胆蹲下拨弄，确认它们应该是脊椎门哺乳纲食肉目犬科动物——狗。

关于为什么会有如此惨烈的情景出现，把围观群众的七嘴八舌凑一凑，故事梗概出现了：某大妈家的泰迪独自下楼遛弯儿，被某路过的野狗强奸了（"强奸"带有大妈的个人感情色彩），三个月后的今天，莫名其妙诞下了一窝小狗。因为品种复杂，影响大妈家高大上的家庭形象，因此小狗们刚生下来，就被堂而皇之扫地出门了。

故事的结局，自然是我这位美丽与智慧化身的美少女做了接盘女侠。更让我"惊喜"的是，围观群众一见我小心翼翼托起那两只小狗，马上大吼"慢着"——然后在垃圾桶里掏啊掏，又掏出了两只。

回到家，我用烧过的剪刀给它们剪掉了脐带，用毛巾给它们擦身，然后安放在垫了毛巾的纸箱子里。随后，急忙去超市买了奶粉，冒着被怀疑吸毒的风险去社区诊所要了一只针筒当奶瓶。（狗在初涉人间时，不如人类皮实，基本瞎盲瘸蠢，需要用针管把牛奶推进嘴里去。）

吃完奶，四只小狗蜷缩在一块儿睡着了。忙完才发现这四个小家伙，混得真够彻底！两只黑色狗狗毛色相同，但一卷一直，身材也差一半。另外还有一只白色短毛，一只黄色长毛。我不禁对那只路过的野狗佩服得五体投地，这应该是糅杂了五湖四海基因的狗大侠吧。

那天是7月4日，怀着对美利坚合众国的敬仰，我给两只黑狗取名美国、绿卡，剩下两只凭毛色获名蛋黄、蛋白。

我一把屎一把尿把混血们养到两个月大，它们已经可以围起来抢吃狗粮了。美国、蛋白两个男孩儿，瞬间被好人家预订了。因为两个月不眠不休的喂养，它们被带走的时候，我不忍相送，泪水磅礴。等到要送走蛋黄和绿卡的时候，我怎么也无法割舍，便把它们留了下来。它们陪伴我度过了最后一段单身时光，直到我遇到老李，告别单身生涯。那段时间，我每天给它们擦尿捡屎，它们吃肉我喝汤，夜里一起入睡，狗毛入鼻，狗脚蹬脸，温热到天亮。

和老李恋爱后，他是第四者插足，后来者争取地位需要收买狗心，所以一般都以逗它们为辅，讨好为主。但等到我意外怀上了肉肉，老李的立场就发生了变化，站同一战线的，还有双方父母。他想让我把蛋黄、绿卡送回娘家，让我爸妈代为喂养。毕竟，民间有太多臆想的狂犬病、弓形虫畸形儿。我爸妈也站在"为人父母还不知所谓，不负责任"的道德高地指责我，一副要开锅做红烧狗肉的凶恶。

我简单地分析了局势，假设我去广东养胎产子，估计和蛋黄、绿卡就要分别到天长地久。另外，我妈曾经弄丢过我的一只泰迪，有恶劣前科，千万不能重蹈覆辙。最重要的是，这两只小狗是我人工一手带大，他们深信自己是人，性格桀骜不羁又刁蛮任性，基本无法与我爸妈和谐相处。

于是，我跟老李铿锵有力地放话：这两个吧，是我的女儿，你不想要女儿，肚子里的你也别想要。对于我来说，他们是平等的。

我的这份不容置疑，来自伟大的科学。我知道，动物能致使胎儿畸形的原因只有一个，就是携带弓形虫。狗携带弓形虫的几率很小，加上蛋黄、绿卡从小家养，出门率较低，没有传染源。

首先，我和老李去了医院，做了优生四项，其中就包括弓形体检查。检查结果呈现阴性，证明我从来没有感染过弓形虫病毒。我们又带着蛋黄、绿卡去了宠物医院。抽血做了弓形虫检查，结果也是阴性。宠物医生非常赞赏我们的行为，这是对胎儿和宠物都负责的做法，很多人怀孕后仅仅因为检查费用高、流程麻烦，打着杜绝一切致畸可能的旗号，什么检查都没做，就把宠物送走。实际上，被猫狗感染弓形虫的几率，还不如吃一顿三文鱼感染的几率高。

临走前，宠物医生叮嘱道：目前检查是好的，平时的接触没有任何问题，只要尽量不接触它们的粪便，不过分亲密（比如亲嘴）就完全安全了。

至此，老李舒了一口气，他还很兄弟义气地帮我说服了爸妈们。作为时尚前卫的年轻人，怎么能被老年人的各种旧观念牵着鼻子走呢。应该左手科学，右手深情，采用情理交替的方式，保证宠物和胎儿的安全。切不可全盘听从，也不能正面交锋。最后，老李用他人模狗样的老实假象，骗得了爸妈们的信任。

考虑到托运宠物的不安全性，我们决定亲自开车，跋山涉水把蛋黄、绿卡带回广东。

长路颠簸，景色忽明忽暗，云卷云舒。我坐在副驾，蛋黄、绿卡趴在我肚子上睡觉，肉肉在肚里发芽。我扭头看着老李，觉得我的人生和蛋黄、绿卡的狗生都甜得发腻。几千里和一辈子，我们一直都在一起啊，一个都不能少。老李突然转头认真提醒我说：你注意不要和它们亲嘴啊。

我认真地回答：我就要亲，我不但亲，我还要吃狗屎呢。

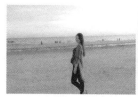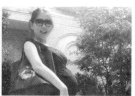

见红？！莫慌！

　　带着蛋黄和绿卡，我们驱车从南京开往广东，一路高速，风尘仆仆。老李在开车这件事上，宁愿自己累死，也不愿用生命做赌注，赌在我的低端大脑处理器上。我们决定在江西休息一晚，以匀速100公里每小时计算，第二天晚上就能到家了。我算到了开头，却没有算到结尾。第一天晚上，我们到了景德镇，得到了老李一位漂亮女同学的热情接待。第二天从酒店一出门，竟又被漂亮女同学"劫持"住了。我们被她架走，吃了一顿早午餐，接着被带去陶瓷市场，被迫选了一套陶瓷餐具带走。我当即就急得泪流满面，对着女同学大吼：土豪，我们一定要做朋友！

　　告别了女土豪，我们打着饱嗝上路了。天色渐晚，路牌模糊，我们开着开着，就莫名其妙地开到了国道上，与各种渣土车、大货车组成了崎岖不平队形。在车上坐了一个下午的我，老腰已经摇摇欲坠，于是在路边找了一家饭店歇息。

点好菜，尿频的我赶紧去找洗手间。拎裤子的时候，我愕然发现，内裤上沾了几滴咖啡色的血迹，脑袋顿时轰的一声空白了。第一次怀孕，没啥经验，鉴于各种电视剧对流产的"科普"，心知流血一定不是个好兆头。我慌忙穿好裤子，奔出去告诉老李这个噩耗。

老李在任何时候，都表现出面瘫一般的冷静，他喝了一口水，淡淡地说，问问婷婷吧。

婷婷是我的好朋友，上海交大医学院女博士。虽然她是女博士，但是不妨碍她和蔼又可亲，正常又漂亮。我之所以诸多恭维，是因为她的妇产科医生身份屡次拯救我于被迫害妄想症中，以朋友的坦白淡定，代替了医生的恐吓严肃，解决了我初为孕妇的很多困惑和担心。建议各位女性朋友，在怀孕前，可颇费心机去"偶遇"一位妇产科医生，纳为闺蜜，为将来怀孕做好充足的准备。

给婷婷发了加急微信，一会儿她就淡定地回复：没事儿，这点小血说明你这两天赶路，挺着腰板儿太累了，注意休息就好。

得到了专业解答，我的心里踏实了。回去的路上我把座位放到最低，躺在那里，尽量不让腰腹累着。凌晨两点多，我们终于到了家，冲进房间我就倒在床上，老老实实躺了两天。

一直到生肉肉，我再也没有出现过流血的现象，整个人活蹦乱跳，跑得比正常人还快。偶尔有好心人让座，我就凶神恶煞，认为这是赤裸裸的歧视。

这一次怀孕的顺利无忧让我笃定地认为，一个女人身体健康，无流产史，能生下健康婴儿的几率几乎是百分之百，一切看似可怕的症状，大部分是初产妇自己的胡思乱想。假如胚胎有问题，怀孕初期会自然生化掉，这是大自然的优胜劣汰，也是人类的优生优育。当时有的孕友因为出血保胎住院了三个月，每天躺在医院卧床打针，我对这种选择并不认同，我觉得这是违背自然发展规律的人为干预。但是两年后的经历，让我的想法有了改变。

两年后，我和老李从欧洲补完蜜月回来，舟车劳顿，皮皮就在我身体最薄弱的时期登陆了。11月天气微凉，我每天都被妊娠反应折磨得死去活来，抱着羽绒被窝躺在床上看天花板，心情变得非常恶劣。尽管我已经是一名经验丰富的老孕妇，知道孕激素带来的暴躁和情绪不稳定会导致夫妻反目、鸡飞狗跳，但还是怎么看老李都不顺眼，随时都想不眠不休暴打他三天三夜。

那段时间的某日清晨，我发现内裤上有一堆咖啡色的血，比两年前的面积更大，颜色更深。有了第一次怀孕的经验，我不动声色地提起裤子，灰溜溜爬到床上，乖乖地休息。除了大小解起身解决，其他都衣来伸手，饭来张口。

但情况并没有好转，第二天，血量增多，颜色也变成了鲜红色。我有点慌了，这简直是我怀孕史上最惊悚的一幕。我躺回床上，安慰自己，如果情况没有好转，说明这胚胎并不好，让它优胜劣汰也不是坏事。

虽然这样安慰自己，但是作为一名认真的孕妇和有爱心的妈妈，心里还是放心不下，于是我登录孕妇论坛，看看其他同月份的孕妇怎样处理同样的问题。很多孕友分享了自己的经历，大部分的意见是：像这种小剂量流血是先兆流产的一种，需要口服或者注射黄体酮。同时，我又发了信息给婷婷，婷婷针对我的描述，让我去医院开一些黄体酮药吃。我不想去医院来回折腾，加剧流血，就派老李去妇幼保健院开了药。

老李挤在一堆孕妇中羞答答地拿回了药，除了黄体酮，医生还开了另外一种保胎药。吃过药，我开始思考，为什么两次怀孕会有不同的身体状况，照理来说，身体是带有记忆的，经过一次孕育和分娩，第二次应该会更加稳妥健壮。按照我以前的想法，如果这个胚胎本身质量堪忧，那我此时的保胎，岂不是有一种画蛇添足的感觉？

带着这些疑问，知识女性开始了不依不饶的探索。经过海量资料的查询，我大致形成了关于先兆流产的系统知识。

先兆流产和两个数值息息相关，它们是孕酮和 HCG（绒毛膜促性腺激素）。

确认怀孕的第一次检查，就是抽血获取孕酮和 HCG 的数值，判断你是否怀孕，以及检测胎儿的状况。作为初产妇，如果像我怀肉肉时那样一帆风顺，拿到检查报告，你的医生会告诉你一切正常，你也许就不会再理这些检查数据。但是环境的恶劣，身体素质的下降，过往的流产经历，让先兆流产的孕妇越来越多，好好研究这两个数值非常必要。

通俗来讲，孕酮就是土地，HCG 就是种子。种子要发芽长大开花结果，要求土地要肥沃，种子也要优良。土地和种子的数值都不好，很有可能，种子长在了不毛之地（宫外孕），这时需要做进一步的检查。如果土地贫瘠，数值不好（孕酮偏低），我们可以施肥浇水，通过打针和吃药补充孕酮，不严重的话，每天喝豆浆食补就行。6周以前，胚胎的发育动力主要来自孕酮，第一次孕检的孕酮值就是基础值，波动的范围不会太大。但是如果种子不好（HCG 数值增长缓慢），再施肥都得不到苗壮的小苗。孕6周之前，HCG 的数值每两天会增长一倍。如果这个时期 HCG 数值增长缓慢，就说明胚胎本身有质量问题。6周后，HCG 才减速，缓慢增长，到了10周，HCG 就处于稳定状态，不再增长了。11周以后，HCG 就功成身退，胎盘闪亮登场！

在理清这两个数值的概念之后，我对我之前的坚持感到很惭愧。叶敦敏医生在《怀得上，生得下》这本书里说：只要有生育障碍的人，一旦怀孕都需要保胎。如果胚胎先天不好，如何去保胎也是保不住的，但是如果因为母体的问题而出现流产的征象却死板地被当成是先天不好，这对自己很不负责。

直到此时，我开始理解孕友三个月的卧薪尝胆。她备孕多年，好不容易怀上的心情，岂是我这种皮糙肉厚的女汉子所能理解的。这次的见红事件，让我对孕初期的先兆流产有了深刻的理解和认识。

通过科学的武装，我把我孕检的数值找出来一看，孕酮和 HCG 值都很好，那么，我这次的见红应该只是单纯劳累所致，有惊无险。

于是，我把医生开的药放在角落落灰去了，继续躺在床上，饭来张口，衣来伸手。不过，我还是让老李给我做了点豆浆当水喝，适当食补孕酮。反正，豆浆在怀孕期间是个好东西，还可以增加羊水。休息了几天之后，血彻底没了。

在这个医药泛滥的时代，我们要主动自学医学常识，才能胸有成竹，刀枪不入。

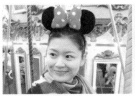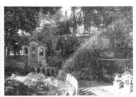

补过头也是一种罪

　　从北京回南京定居后，我责无旁贷地担任了狐朋狗友驻宁吃喝办主任。众多朋友中，最好打发的就是我的北京大妞儿，随便路边一家店，吃完了她都一抹嘴巴，一拍大腿，大呼：我从来没吃过这么好吃的东西！

　　吃喝办主任的自豪感油然而生：当然啦，我们鱼米之乡物资丰富，淮扬菜名扬天下，看你们春天吃大白菜，夏天吃大白菜，秋天吃大白菜，冬天存大白菜，嘴巴张开我看看，看看，你味蕾都比我粗大。

　　这种狐假虎威的豪迈在我嫁到广东后消失殆尽。

　　在我婆婆此类标准广东主妇的眼里，北方所有富丽堂皇的粤菜馆都弱爆了，那都是整些普通食材、普通烹饪，用来骗普通吃货的黑店。

而她们广东主妇的菜谱才是集天地精华，通读《本草纲目》的玉盘珍馐。南瓜藤是可以用来炒的，柚子皮晒干了可以焖肉，酸梅酱可以用来烧鹅，胡椒根可以用来煲汤。

她们对着天地万物反复吟诵着：快到我碗里来。

从原料上我已经成为了没见过世面的"土逼"。对于从小在江浙长大初到广东的我来说，有两个境界我始终感受不到。

一个是"甘"——婆婆经常炒一盆白萝卜丝，然后问我，是不是很甘？我统一狡猾回答，不十，很多水啊。在我等北方膀大腰圆少女的眼里，甘甜只属于水果和农夫山泉，蔬菜怎么能称之为"甘"呢？

另外一个是"爽"。举两个例子：他们吃不太熟的鸡会说鸡皮很"爽"，可是我实在是咬不烂；吃豆豉蒸鱼鱼鳞不刮，还鼓励我说，鱼鳞很"爽"，不信尝尝，我果断不能信。

这个神奇的境界，大家感受一下。

我始终对奇怪菜式下不了口，老公一家深表遗憾，他们认为我浪费了大自然赐予人类的各种美味，而我觉得，比起我，他们对汤渣的凶残才让我老泪纵横。

在我们江南，也会偶尔用电热煲定个时煲个鸡汤，下班回家就有香喷喷的鸡汤喝，更重要的是，经过四五个小时的翻滚，鸡肉已经松软绵烂，入口即化，倒上一小碟酱油佐味，实乃人生最需要热泪盈眶的幸福之一。

可是在这里，我婆婆会用传统的沙煲在小火上细细炖，慢慢等。那汤也着实醇厚入味，唇齿留香。以上步骤，绝对赏心悦目。所谓饭前一碗汤，美丽又健康，美哉。接下来，当我想尝尝那些肉时，被无情地告知那是阿财（我家看门狗）的晚餐。在这里，他们把汤料称之为"汤渣"！是"渣"啊！这种汰劣留良，在我这里就是暴殄天物。

当我确认怀孕，移居到广东后，婆婆拿出了积攒几十年的煲汤秘方，准备用毕生功力把我和我的肚子都养成球。我每天都看到她在两个冰箱、一个冰柜还有厨房无数的壁橱里翻箱倒柜，寻找药材、食材、调味料。那股把冰箱底挖穿的探索精神，让我怀疑家里有千年灵芝、万年雪莲、人形人参之类的人间极品。

孕早期妊娠反应，我吃不下什么东西，唯独能喝点甘蔗汁。婆婆听闻后有点失落，自言自语安慰道：没事儿，甘蔗汁也不错，开胃健脾又润肺，就是喝前要温一温，这样凉性就转温了。

等到孕早期妊娠反应消失后，婆婆开始大展拳脚。她知道我在煲汤方面有着不识好歹的固执，所以她循序渐进，先从口味好的开始煲起。

我整个孕期都好吃甜，婆婆就用椰子煲鸡汤、苹果雪梨猪骨汤、花生红枣鸡爪汤等甜汤来收买我的味蕾，我十分配合地缴械投降，完全拜倒在广东煲汤的石榴裙下。

椰子鸡汤清甜醇美，有补肾补血、养神滋润的功效。苹果雪梨猪骨汤入口蜜甜，有润肺清热补钙的功效。花生红枣鸡爪汤味香色俱全，有补胎补胶原蛋白的功效。

这些汤既美味又滋补养胎，汤来张口，抹抹嘴夸一句，还能换来婆婆的美滋滋，一箭三雕。在婆婆的甜汤面前，我瞬间成了广东煲汤的粉丝，一天不喝汤，嘴里闲得慌。没事儿就去厨房视察，看看婆婆又在整些啥，那些大豆小豆大条小条都是些什么宝贝。

除了煲汤，婆婆还有些"小打小闹"，比如给我做个手工芝麻糊，泡个燕窝什么的。我经常戴个框架镜，挺个大肚子，披头散发，手抓一把坚果，坐在院子里，晒着太阳，吧唧吧唧吃。如果再穿个大花袄，就是资本家大少奶奶的标准做派了。

傲娇少奶在好汤好水的滋补下，气色红润有光泽，吹弹可破白皙嫩，最重要的是，看上去一点没胖，肚子大小也适中，整个人生龙活虎，神采飞扬，比没怀孕时的血槽还多好几格。

怀孕五个多月的时候，在上海第一妇幼医院做大排畸，拿了报告去诊室，戴着老花镜拥有三个护士助手的貌似权威的白发女医生，看了我的报告就摇头。初次怀孕没啥经验，医生的这种行为在我眼里就是"对不起我们已经尽力了"的预备动作。我的腿一下子软了，眼泪就要冲出来，我带着哭腔问女医生：医生，宝宝没事儿吧？女医生打开我的病历看了看，摘下眼镜看着我：三个月的时候挺好，现在怎么这样了呢？

"现在怎么了？"我头晕目眩，赶紧喊门外等待的老李进来，等待医生的宣判。

"你这胎儿偏大三周啊，太大了！"医生话落，我捏紧老李的手顿时松了下来。大有什么关系，大好啊，大胖儿子多好啊！

"偏大三周会有什么影响吗？"老李显然也松了一口气，疑惑地问医生。

"偏小或者偏大一周都是正常的，但是偏大三周就不符合标准，以后得妊娠糖尿病的几率大，影响胎儿器官发育，还容易是巨大儿，最后也不好生。"医生很严肃地说。

听到影响胎儿器官发育，我就不淡定了，眼泪又往外冲："医生那我应该怎么做？"

"控制饮食，不要过多地进补了。"医生翻了翻我的病历，发现我之前的产检是在广东做的，她嘴角扬起了一丝得意的微笑，"我说呢，原来是广东人，喝汤喝得太补啦！要停一停！"

我心里开始上戏，一会儿心想都怪婆婆做那么多汤，一会儿呸呸呸自己没良心，人家那么辛苦煲来煲去，我这么想太白眼狼了。这广东煲汤，真是长胎不长肉的利器啊，要时刻注意过犹不及！

回到广东，立即颁布了暂停补胎政策：停止喝汤，减少水果，加大运动量，连孕妇奶粉都放到一边。说句实话，突然没汤喝了，饭干巴巴就着菜，还真不习惯。由干入汤易，由汤入干难啊！

我就这样监控着体重和胎儿到了孕晚期，肉肉从偏大三周变为偏大一周，进入了正常范畴。婆婆又蠢蠢欲动了。

她开始隔天给我煲一些适合孕晚期喝的汤。比如，猪横脷（胰脏）鸡骨草鱼腥草汤，用来利尿祛湿，解决孕晚期水肿问题；粉葛猪骨煲汤，补钙又通便，解决孕晚期便秘问题；黑芝麻猪小肚莲子薏仁煲汤，可以乌发养颜去胎毒；阿胶炖瘦肉汤，补充整个孕期流失的铁，滋阴补血。

我每每提出一种孕晚期的不适，微微皱眉，婆婆就左手刀右手铲腰绑锅，凶神恶煞地奔向她的厨房，乒乒乓乓，神一般地端出一锅对症的汤。煲汤重塑了我俩的婆媳关系，拉近了我俩的距离。

没多久，肉肉出生了，6斤4两，50公分长，标准体型。一落地哭声嘹亮，方圆百里都捂耳朵。擦完身子就手指伸嘴里卖萌，眼睛睁开到处张望。除了长得丑这个硬伤，他健康且健壮。

虽然肉肉如今的白皙高挑主要源自于我的基因，但还是想要双手握住婆婆的手，点头致谢，然后我俩一起抬头，深情地望向广东的天空：感谢这个用生命补胎的地方！

第二章

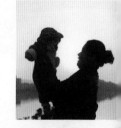

没变丑的孕妇
不足以谈人生

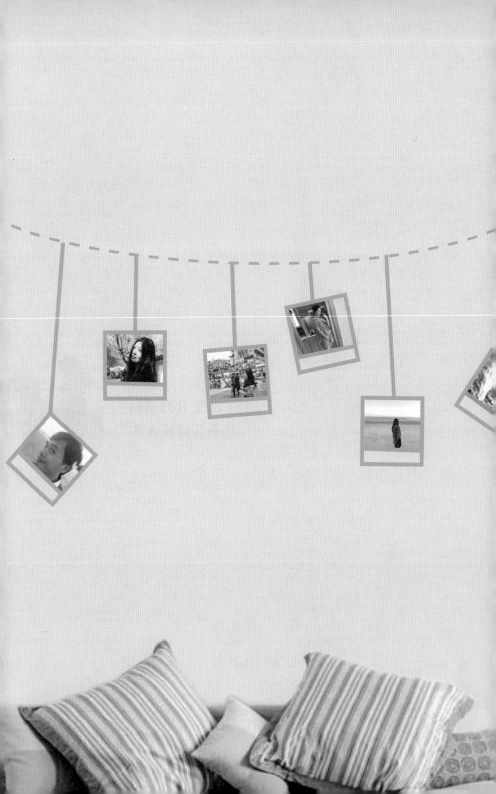

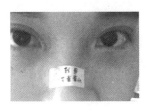

一大波孕激素狠来袭

　　我的婚礼到现在已经过去三年多了，到目前为止，婚礼的光盘还穿着衣服躺在抽屉里。等待它的，也许是我一辈子的不临幸。是什么催生了它多舛不济的命运？是夫妻俩的同床异梦？是小三大闹婚礼现场？是新娘露点走光掩面而逃？

　　所有人回忆我的婚礼，都纷纷摇头，欲言又止。老李提到"结婚那天"，我就一个激灵扑过去，捂住他的嘴巴，讪讪又狠狠地说：往事不要再提！

　　人的一生，应该也许可能只有一场婚礼，我却把它搞得砸砸的，碎碎的，一想起来就觉得，如果有下次，我一定会表现得很好！

　　当然，按照我一贯的思路，我把这件事按出场的时间顺序分别记在了老李和肉肉身上。我认为，是他俩联合起来，处心积虑酿造了这场惨不忍睹的婚礼。

首先，如果没有老李，我们就不会去领证，不领证就不会敞开心扉为所欲为，就不会意外怀孕。如果不意外怀孕的话，我就不会在2个月后的婚礼上穿不好那条订制婚纱，就不会四处嘶吼，给宾客留下深刻的印象。

婚礼前一夜，我的伴娘团就从全国各地聚集而来。我是1月2日来的大姨妈，中旬中的奖，按照预产期的计算方法（末次月经月份加9个月，或者减去3个月，就是预产期月份；末次月经第一天加上7天，就是预产期日期），从大姨妈来的第一天算起，到3月16日婚礼前夜，肉肉已经有11周5天了。伴娘团一见到我，盘问出肚子里的干儿子已经快3个月了，集体幸灾乐祸，奸笑着说，奉子成婚效率高啊！

伴娘团7个姑娘，一个都没生过孩子，我也懒得跟她们科普预产期的算法。接着，她们就开始调戏我的肚子。谁的手都来摸一把，议论纷纷：我觉得没怎么大啊？（姑娘们，肚子大不大不看月份，看胎盘前壁还是后壁，羊水多还是少！）它现在会不会动啊？（姑娘们，初产妇第一次感觉到胎动要到四个月以后，具体时间与初产妇迟钝度成正比！）摸了会不会怀孕啊？（姑娘们，孕气会传染的！）

正当我们议论纷纷的时候，化妆师送来了婚纱，伴娘们一哄而散，兴高采烈地去隔壁房间试衣服，排节目，完全忘记了我这个大肚婆。此时的我，则在我的房间试婚纱。化妆师小心翼翼地在我的婚纱背后加了一块白板，放松腰腹。因为没有预料到自己会怀孕，结婚之前，我特地买了小一号的婚纱，希望结婚前狠抓减肥，婚礼上提气束腰，用小蛮腰惊艳全场。可惜，人算不如排卵期算，此刻为了家庭幸福、生计和谐，也只能小腹便便了。

听到隔壁房间的音乐声和互相嬉闹的欢笑声，脑补着明天伴娘团穿着短裙扭来扭去，光彩照人，春风得意，而我却只能站在旁边，小腹便便，像个傻子被展览，一团怒火噗一声烧透了我的心。我拨了老李的电话就骂：死哪里去了？不知道我在改婚纱吗？不过来帮忙是想我被别针钉成紫薇吗？

这一夜，和姐妹们睡一个房间。也许因为舟车劳顿，很快她们的呼吸此起彼伏均匀起来，剩下我望着天花板。想到自己从此吵架回娘家打飞的都要两个小时，悲从中来，躲在被子里暗自啜泣。

带着重重的黑眼圈和满脸的起床气，我迎来了我的婚礼。昨晚一直憋着的坏情绪，放大了"婚纱小、只能在婚纱里穿拖鞋"这两件事带来的形象问题。我对每一位来宾都保持了一成不变的黑脸。当我爸牵着我进场的时候，我一个趔趄差点被台阶绊倒。更糟糕的是，老李因为昨晚哄了我一晚上，站到台上的时候，一句表白的话都憋不出来了。总之整场婚礼，我都有一种撕开长拖暴走的冲动，这比小时候上台表演节目忘词儿丢脸多了，这可是人生舞台的重要一幕啊！

其实这也怪不得我，为了增厚子宫内膜、胎盘着床、宫颈处形成黏液保护栓，孕激素必须大量激增，导致孕初期新陈代谢加快，心率提升，经常会觉得喘不过气来；荷尔蒙的剧变和免疫反应，让我一闻到姜蒜的味道就恶心干呕；阴道分泌物增多，成天都觉得自己又脏又臭。激素的剧变也会让情绪波动，放大这些正常的妊娠反应。

即使再懊恼，证也扯了，婚礼也鸡飞狗跳地办了，最重要的是，我已经是老李的人了——肚子里的那个便是最重要的物证。办完婚礼，我终于可以安心在家养胎，每天作威作福，颐指气使。可即便这样，我的心境似乎还是波涛汹涌，经常觉得自己背井离乡，茕茕孑立，连逛街都找不到一个朋友。整天要不就45度的忧伤向隅而泣，要不就随便抓个人嘴仗一番。

孕中期的某天，我又心烦意乱找老李出气了，我认为老李没有意识到我为他做的牺牲，庸俗地只看到我的衣食住行，每天把我关在家里吃喝长肉，没有关注到我的精神世界。于是，我光脚穿着球鞋，撒腿就往门外跑，故意关好三道门，拖慢老李追赶的脚步。出了小区，我对地势进行了分析，如果直行，路太长，一眼就被看到，我跑得没有老李快，一定被活擒。往左，是饭店的后门，平时会有一堆厨房工在那里洗洗刷刷，万一被老李追上，拉拉扯扯，我不好意思大声呵斥，也不能喊非礼，最后也只能跟着回家。为今之计就只能往右拐，右边是一条不长的路，跑快一点就能拐弯，然后上大马路，成功逃脱。

我快速决策后就往右跑，跑到一半，瞥见了路边的变电箱，一排三个，比一人还高，是很好的战略藏匿点。我灵机一动，可以先躲到变电箱后面，就算老李运气好猜到了逃亡路线，他也会直接跑过去，等他跑过去了，我再出来慢慢离家出走。于是我就躲到了变电箱后面，拎起耳朵听外面的动静。

远远传来了跑步声，老李真的朝这边过来了。看来他对我的想法非常了解，路线图的大致方向是正确的。我屏住呼吸等他经过，却听到脚步越来越近，偷偷伸头一看，老李正径直朝我走来。我一愣：你怎么知道我在这里？老李风流倜傥、一声不吭，酷得让人想泪奔，拉起我就往回走。我一时间完全忘了我是在离家出走，望着老李拖着我的手的背影，心里充斥着爱慕的浪漫：天哪！我躲在那么隐蔽的地方，他都能找到，我们真的有心灵感应啊！这难道不是注定的缘分吗？

一躲一找，偶像剧一场，我都忘了我为什么生气。老李见我恢复了平静，和我理清了整个故事的脉络。

当我衣衫不整、满脸愤怒地从小区冲出来，保安亭的保安就知道我家起战火了。于是在监控里跟踪我，发现我满脸得意地躲在了变电箱后面。在老李追到保安室门口时，保安就指点了老李一条明路：在那儿，躲在变电箱后面了。也就是说，我的离家出走，保安通过监控做了老李的卧底，从而一举将我拿下。

我的脸噌地通红，这一出闹剧，稳坐本月小区八卦之首。被保安们和老李一起瓮中捉鳖真的好吗？为了一点小事，变成了一个笑话，真是太不划算了！

其实，我也不是真的想生气，可就是控制不住，在家小打小闹还行，影响到涉外形象，真让我悔不当初。我一遍遍地问自己，怎么就控制不了了呢？怎么就鬼上身了呢？怎么就不再温柔贤惠慈祥和蔼了呢？

到了孕中后期，孕妇的身材走形，皮肤变差，动作笨拙。加上一直处于激素的剧变中，假若周遭的人有一丝怠慢，就会胡思乱想，暴跳如雷。如果长期被变相禁锢在同一个环境中，百分之三十五的孕妇会出现头晕、妊娠高血压、抑郁、暴躁的现象和行为。这就比普通的情绪问题又上升了一个等级，变成了一种病症，学名"孕期综合征"。

孕期综合征看起来并无大碍，但后患无穷。对孕妇来说，会导致产前抑郁和诸多生理不适；对于肚子里的胎儿来说，也百害而无一利。妈妈怀孕期间情绪不稳定，胎儿会敏锐地跟着紧张、悲伤、易怒，这对胎儿将来的性格形成会产生潜移默化的影响。

所以当我二胎怀孕时，一旦心中愤怒的小火苗开始引燃，我就不断复读机式地告诉自己，这是激素，这是激素，不要被激素控制住，要蔑视它！拒绝它！打败它！如果实在忍不住，就蔑视老公！辱骂老公！殴打老公！

因此，在怀孕期间，孕妇要自己给自己心理暗示，去逃脱激素带来的抑郁和情绪波动。除此之外，孕妇身边的家人和朋友也要在这段特殊期咬紧牙关，针对孕妇丧心病狂的情绪，采取接受、忍受、积极安抚的态度。因为孕妇与周遭的沟通增多，情绪有了出口，积蓄在内心的躁动便会消散。

80后、90后大部分都是独生子女，怀孕几乎是双方家庭的头等大事，过多的保护和关注，会让孕妇产生束缚感、压抑感。多汲取天地万物的自然精气，像个正常人那样融入社会生活，才能转移孕妇对生理不适的注意力，缓解她的复杂情绪。

要知道，孕激素对女人的考验十分卓绝，它能让一个普通女人在变成慈母的 10 个月里，把暴躁、不耐烦、霸道、癫狂等情绪集中爆发，彻底发泄。因为接下来的一生，要对孩子和风细雨，掏心挖肺，鞠躬尽瘁。所以，不经历风雨，就见不着彩虹，不丧心病狂，就锤炼不出好妈。

各位亲爱的男同胞们，如果你的孕妇对你冷酷无情、无理取闹时，请想一想她未来辛苦付出的一生。是不是心里平衡了呢？一物降一物，孕妇对你撒过的气，就等着你娃帮你报仇雪恨吧！

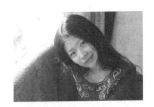

怀孕的女人最美？
骗人的！

某日惊闻有位女朋友的老公出轨了，这位老公出轨之前是大家公认的三好老公，极守夫道，三纲五常，三从四德。出轨对象是一位品格和逼格都不算太高的单亲妈妈。我和老李就这个问题进行了严肃的探讨，探讨尾声，老李啧啧称奇地说：真不挑食，连生过孩子的都要。

我忙不迭点头表示赞同。5秒之后，我暴跳如雷，炸着嗓子指着老李：生过孩子怎么了！怎么了？！

老李倒退一步，咽了咽口水，意识到自己说错了话，可能带来非常严重的后果，慌忙闭了嘴。我愤愤然扭过头，恶狠狠地说：你就等着吧，等我生完了孩子，减完肥，就怕耀眼得你不给我出门！

这件事情之后不久，我和老李去香港逛街，因为孕妇怕热，我当天特地穿了条舒服的连衣裙，回去的路上，我觉得自己两侧大腿根部开始火辣辣地疼，越走越疼。更尴尬的事儿出现了，怀孕后我重了30斤，两条大腿迅速膨胀，变得亲密无间，走路不停摩擦。经过一个下午的折腾，大腿根部已经磨破了皮。

我压低嗓门告诉了老李，老李毫无同情心地扑哧一笑，揶揄大叫：死胖子！

我在不被人发现和大腿刺痛间，做了权衡，保持一个滑稽的姿势，每一步都走得如履薄冰，加上下午刚刚下过暴雨，香港人多街窄，我觉得自己就像一坨庞大又笨重的泥巴，一路走一路掉渣，脏兮兮黏滋滋，丑陋邋遢。我下意识渐行渐慢，拉开了我和老李之间的距离，就这样低着头沉默地跟在他后面。

我觉得自己丢人。

回到酒店洗完澡，发现自己没有带睡衣，只能穿老李的T恤。我看着镜子里的自己：T恤透着膨胀下垂的胸，庞大的肚子，虎背熊腰，卸了妆的脸斑斑点点，苍白浮肿。想到刚才这样的我，艰难横行，摇晃挪步在香港灯红酒绿的街头，心生厌恶。

老李拿着热毛巾打算给我敷一下磨破的伤口，我一个扭头别过脸，叹气说：你前几天说得没错，生完孩子的女人，确实不能看了。老李沉默了一会儿，扳回我的肩膀，微笑着说：我的意思是，生过别人的孩子，男人一般都会介意，你变丑也是为我生儿育女，我怎么会嫌弃呢？

矫情不悦了一阵，表面上接受了老李的安抚，说过晚安，耳边片刻就传来了老李的鼾声。我辗转难眠，翻江倒海。

一旦一个女人为一个男人繁衍后代，她在别的男人眼里，就从有性别吸引力的女人，变成了皮臭肉厚的妇女。这种变化，来自于生理内部的生育印记，也来自外表上的丑化老化。

当你的性别价值因为生育而贬值，你的付出能否换来等价的家庭价值，取决于让你生育的那个男人，是否抱有感恩和理解。

换句话说，生完孩子你就没了一大半市场，说不定你老公也会同样嫌弃你。

在老李说完那句话之后，我的第一反应是赞同，说明在我的内心深处，也赞同这样的价值观——生育使女人贬值。女人内心尚且如此，何况站着说话不腰疼的男人呢？

孕友们一直嚷嚷着要拍大肚照，张罗着要集体拍摄，留下最美的瞬间。对于拍照，我一直支支吾吾，不置可否。从怀肉肉到怀皮皮，"怀孕的女人最美"这句话，让我有种隐约的心虚感、无力的欺骗感、尴尬的冷笑感。这句话一定是个骗局。那一张张45°仰望前方，眼神充满慈爱的孕妇照，并不能掩盖圆滚滚的肚皮、肚皮上的黑线、翻腾的肚脐眼，以及可能太猖獗而PS不彻底的妊娠纹。即使穿着比基尼，化着浓妆，至少在我，看不出一丝的性感和美丽。

因为我知道真相。真相是你周身肥胖、体态臃肿、乳房下垂、乳头发黑、体毛浓密、满脸斑痘。你会睡觉打鼾、突然放屁、动辄大汗、体味浓重、小便失禁。从各方面来说，真的一点儿都不美。我拒绝拍自我欺骗的孕照，而是让老李有心有闲时，给我拍一点孕期生活照。

照片上，那个带着丑、恶、老的球形女人，笑得满脸褶子，粗鲁地敲击肚子；或者穿着宽大的睡衣，歪着头张着嘴，横在床上流口水；或者低头努力压制双下巴，双手还在不停地往嘴里塞蛋糕。

可是这些真实的丑陋，都是为人母必须经历的过程，是你了解女人、成为母亲的残酷仪式。他在你温润的身体里，吸收你的养分，汲取你的智慧，掠夺你的容貌，然后就遁地而逃，变成了一个独立的新生命。这是他孕育的过程，也是妈妈从女人升级成 BOSS 的修炼过程。

相对于"怀孕的女人最美"这句话，我觉得"生完孩子，女人才变得完整"这句话才是业界良心。如果不完美才能得到完整，你会选择努力完美还是人生完整？对于我来说，本身就不完美，迟早要变老，还是选择完整吧。

我想，上帝在对男女进行分工时，把繁衍的责任交付女人后，在女人的天性里加了很多的母爱。想想女人那么妖娆美好，还是不放心，又回头加了点丑陋。上帝这才安心：这样的母亲，才会全心全意爱孩子，才有助于家庭的稳固和谐！

把生育问题解析到人类繁衍的高度，我的内心充满祥和的使命感。丑就丑，胖就胖，没丑没胖没怀孕过的女人，不足以谈人生。

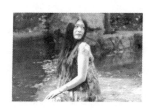

文艺女青年怀孕时
怎么打扮?

　　婚前，我酷爱铆钉，觉得它锋利、个性、有态度。就像初出茅庐，浑身棱角的自己。也热爱皮质和作旧的东西，质感、低调、有内涵，也是我一直追求的人生境界。

　　这折射出高尚三观的两种品味，在怀孕后彻底瓦解。首先是身材走样到了隔壁街；其次因为行动不便，要求服装透气舒服；最后任何复杂的衣物都会带来对娃的安全威胁以及三姑六婆的无限攻击。作为孕妇，是要暂时的形象转型了。

　　当然了，作为一个过气资深美女，是不会沦落到穿孕妇背带裤或胸口卡通小熊的孕妇装的。孕妇非要穿孕妇装这种高辨识度的"职业装"吗？我也不会套上灰色的围裙式防辐射服，更不会戴上厚底框架镜，剪短长发，素面朝天，满脸安详，周身写着"我是孕妇，请给我让座，请离我远一点，请不要在我附近抽烟"。我不想用美丽换这种孕妇优待，我更愿意从背影或乍一眼看来，还是一枚美女，然后瞥见隆起的肚皮，别人眼神里写满的"哇，居然是个孕妇真没看出来"的戏剧反转。要么不怀，怀就要怀得漂亮！

怀孕3个月的时候，老李带我去七星岩散步，景区内夏花初盛，高柳新蝉，蜂蝶带香。旅游淡季，游人闲散信步，笑容慵懒。我身着一条名叫"莫奈的睡莲"的印染长裙，坐在湖边眺山休憩。山光悦鸟性，潭影空人心，正当我摸着肚子给肉肉复述这良辰美景时，一对游客在不远处，举起相机。我下意识地站起身，准备撤离他们的取景范围。拍照的姑娘着急地冲我大喊：别动！

我一下子被唬住了，在原地呆了5秒钟，不解地望着他们。姑娘兴奋地跑过来跟我说，太美啦！人在风景也是景。说完挽着朋友的手，兴高采烈地走了。我站在原地发怵，转过头跟老李说，她们是在夸我美吗？啊！她们是在夸我美啊！我好想追上她们，告诉她们我是孕妇啊！好想跟她们做朋友啊！

我孕期的穿衣秘籍就是：绝不穿孕妇专用服。孕妇穿的衣服无非两个基本要求，腰腹宽松、用料舒适。我的孕期都在广东度过，四季如夏。我整理了衣帽间，挖掘出一堆可以继续穿的裙子，这些裙子腰部都没有松紧，材料富有弹性，这样穿起来，还有屁股有腰，肚子就像装上去的。天气稍冷一点，可以加一条孕妇专用打底连袜裤，既保暖，又能继续穿裙子，于是我整个孕期的配置添加，主要是孕妇内裤。如果孕中后期显怀时，刚好碰上秋冬，可以穿带弹性的打底衫、宽松的毛衣、娃娃衫式的高腰外套棉袄。正常人的衣物就算宽大，也是有塑形线条的，可以让你看上去显瘦又精神，即使有钱，也不能任性地乱花钱，去买臃肿懒散的孕妇装！

受到了不知名女生的莫大鼓舞，我更加坚定了要美遍整个孕期的决心，每天出门都要略施粉黛，锦衣绣袄。有一天我素颜自拍，发现了眼周淡淡的，但绝对无法无视的斑点！我一下子慌神了，难道这就是传说中和更年期、内分泌失调、气血不足相生相依的黄褐斑？

我这张靠白遮百丑的脸，瞬间露拙。自行科普了之后，又稍许放心。从科学上来说，怀孕期间，脑垂体会加倍分泌促黑素细胞，产生更多的黑色素。这时候雌孕激素分泌也配合地增多，促进了黑色素的分泌和沉淀，导致孕妇周身都会黑乎乎，包括乳头乳晕、腹部腋下、大腿根部，这些看不见的地方也就咬咬牙算了。黑色素还会造成眼睛周围形成大大小小的斑，严重的会蔓延连接，形成一只不太美的黄褐斑蝴蝶。但是理论上来说，只要护理得当，产后半年是能慢慢消退的。于是，我出门前的施朱傅粉又多了一道工序，就是涂上温和的防晒霜，避免紫外线让黄蝴蝶变黑蝴蝶。

防晒霜的选择很多，以纯天然、防过敏为主，比如雅漾、碧欧泉、科颜氏。假如孕期皮肤状态好，也可以选用口碑好、用料安全的大众品牌：比如资生堂的安耐晒、馥蕾诗、兰蔻等。孕期皮肤变得异常敏感的妈妈，也有选择——几乎每个婴儿护肤品牌都会有孕妇专用防晒霜，或者直接先借用宝宝的防晒霜好啦，水宝宝、施巴、加州宝宝等都是可以信赖的老牌婴儿护肤品牌。我的孕期防晒霜有两种：需要花枝招展化全妆的时候，用资生堂安耐晒带 30 防晒指数的金瓶，在妆前乳之后涂满全脸和颈部，再按部就班地上妆；另外一种是娇韵诗 BB 霜，带有 40 防晒指数的同时，还带有润色，能起到遮瑕作用，如果只是出门买个菜，不想兴师动众，那就懒懒地涂上一层，快捷到位。

黄褐斑还能靠化妆来掩饰，痘痘就比较顽固了。脸上开始冒第一颗痘痘的清晨，我为之歌颂：怀孕带来了我的第二春啊，这迷人的青春痘，这让人缅怀的青春！孕期雄性激素激增，皮质增多，青春痘就应运而生了。但一颗青春痘是惊喜，一片青春痘就是惊吓：一次麻辣火锅的第二天清晨，我被惊吓到了。

脸部保养势在必行，抑制青春痘，从认真洁面开始，洗面奶、去角质磨砂膏，一切照旧。我在孕期爱上了馥蕾诗的黄糖面膜，去角质的同时还能提亮肤色。除此之外，无论孕期激素如何千变万化，万变不离保湿，只要孕前使用的是原料天然、品质较好的保湿产品，不需要更换成孕妇专用，这样不但能持续护肤，减少皮肤过敏率，还能节约孕期护肤成本。

内保养，外淡妆，才对得起那张被怀孕扭曲的脸。俗话说，女人化妆，是对世界的礼貌，那么孕妇化妆，就是对世界的赏赐了。我身怀六甲，大腹便便，肩担繁衍生息的重任，还不忘蕙质兰心，花枝招展，为市容市貌锦上添花，这是多么博爱的责任感啊！

除了换上了温和的润唇膏，孕期我不抛弃不放弃化妆包里的所有高品质彩妆。唇膏可以替代，香水怎么办呢？可以用同款香水的沐浴露和乳液替代啊！只要想美，只有买不到，没有美不到。

在我的意志坚持、科学指导下，我保住了整个孕期的脸面，被少部分人称为"最美孕妇"，虚荣心得到了极大的满足。虽然面子得保，但还有一个纠结点，就是孕期加上哺乳期，我最起码有一年半，要保持现在的发型，不能电染烫，最多洗剪吹。不能折腾发型，也是上帝对女人升级做妈，最严峻的考察之一。

很快我调整了心态和战略，既然不能动，我就养发千日，动发一时。留得黑发在，不怕没头做。不积跬发，无以至千米。面对三姑六婆动员我减掉长发好坐月子的质疑声，我不为所动，不但不剪，还呵护有加。为了预防产后掉发，专门买了 LUSH 小红帽洗发皂、THE BODY SHOP 生姜洗发露，交替使用，一口气把头发养到了齐腰。我想象着断奶后我冲进理发店，屏住呼吸洗头，在理发店 Tony、Jack 等发型总监询问"小姐染一下吧""小姐烫一下"时，毫不犹豫财大气粗地呐喊："好好好！""染染染！""烫烫烫！"一边幻想着这样美好的场景，一边对着镜子，看着自己层层卷卷的长发，默默地提醒自己：蹲坑的时候要注意了！小心秀发入坑！

除了孕期不可避免的膨胀和激素带来的身体变化，整个孕期，我守住了底线，保住了一个妇女残缺的自尊心。做孕妇那么累，不让自己赏心悦目点儿，还怎么熬过漫漫 40 周啊！

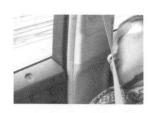

我貌美如花，
我鼾声如雷

　　我挺着肚子靦着脸做起了少奶奶，两耳不闻窗外事，十指不沾阳春水。从傍晚睡到中午，摆驾起身吃个饭，举筷子动嘴吃饭是多么劳神伤身的事儿啊，为了补充体力，只能无奈地继续爬上床睡午觉。对于我这种有恃无恐、蹬鼻子上脸的行为，老李纵使恨得咬牙切齿，也只能咬碎了囫囵吞进去。因为他大嘴微启，我就会跳出来指着肚子凶神恶煞：干吗？有意见？有意见朝这里来！来来来，朝这里来！！

　　义正词严的指责失效，老李走起了温柔体贴路线，每天到床前耳鬓厮磨。我闭着眼睛要求讲故事、帮穿衣服、要喝水，然后倒头不起，哼唧哼唧：哎呀我是睡美人！老李揣着撕碎我的心情，耐着性子亲上来，我翻个身大笑：可惜你又不是王子！老李从此一蹶不振，任我妄为，对当初的审美万分悔恨。

有一天，他一个人坐在床边拿着手机傻笑，我奔过去一把夺过来。手机里整整20分钟，都是同样的打鼾声。我回头同情地看着老李，这趣味水准已经达到历史新低了。他还是一言不发，笑而不语。我撇了撇嘴：干吗，对着我好笑干吗？又不是我打鼾！

说完这句话，我打了个冷战，表情冻结，惊悚地盯着老李。老李狠狠地闭上眼睛、抿着嘴，缓缓地重重地点了个头。

是我？真的是我吗？这振聋发聩的打鼾声是源自我？源自那个纤瘦美丽、蕙质兰心的我？

我眼前一黑，抓住老李就晃，撕心裂肺地哭腔喊唱：不可能，告诉我这不是真的！不要骗我！这不可能！

老李翻了个白眼：真爱演。真的是你，我能和谁睡啊？谁让你睡那么多，睡成猪了吧。

突然间，我和我的自尊心都惊呆了。虽然我和老李已经是夫妻，每天朝夕相处，对方几根腿毛都能数清，但知道我曾在他面前如此豪迈不羁地打鼾，还是觉得尴尬不已。在我的三观里，打鼾是肥胖、粗鲁、抠脚大妈的象征。脑补了自己一边流口水一边吧唧嘴，且大字形仰天长鼾的画面，钻心地羞耻。

从此睡觉成了一件草木皆兵的烦心事。即使困成狗，我都要用意念支撑住，确定老李先睡着，才胆战心惊地睡去。早上，我也很早就惊醒，闭着眼睛胡思乱想，力争不给老李抓到一丝嘲笑我的把柄。

几天后，英超开始了，老李傍晚睡觉，夜里死守着他的曼联。我只能躺在旁边，装模作样陪他看球。不知多久过去了，我朦胧中听到球场的欢呼声，讲解员的呐喊，还有自己的打鼾声……我霎那间惊醒，心脏突突直跳，转头盯着老李。老李瞥了我一眼，若无其事地说，快睡吧，看你困的。

我对人生都绝望了，背对着老李躺下来，心里瓦凉瓦凉：我居然被自己的打鼾声吵醒了！我居然被自己的打鼾声吵醒了！！我居然被自己的打鼾声吵醒了！！！我居然……在这样悲切的戏剧环境中，我睡着了，睡得昏天暗地，鼾声如雷。（老李注）

这场维护少女形象的战役不战而败，我无精打采地登录孕妇论坛，才发现很多人都变成了孕汉子，怀孕后都被抱怨打鼾扰民。很多老公都不堪其扰，分床而睡。

晚上睡觉时，我一脸鄙夷地对老李说：告诉你，不是因为我胖了老了才打鼾，是四分之一的孕妇都打鼾，这是科学，我也没办法。老李笑着看我：我知道啊，体重增加了，子宫大了，膈肌就抬高，呼吸道狭窄，就会打鼾。不过你本来就是胖子。

我有点生气：知道还嘲笑我，你要是嫌吵，可以睡到隔壁。老李憨憨一笑搂住我：你每天都打鼾，我当催眠曲了。听不到还睡不着呢。

我震惊了：这几天我也打鼾了？明明你睡了我才睡啊？

老李闭上眼：就你会演。

从此以后，打鼾的孕汉子重新好好睡觉，还与老李过上了幸福的生活。

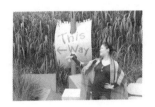

抽筋的最高境界
是成为艺术品

为了缓解我怀孕期间的苦闷，老李时不时地会带着我去香港赶集。有一次，许久没逛街的我打了鸡血，步履轻快，目光如炬，完全把七个月的大肚子置之度外。为了节省宝贵的逛街时间，我连电梯都懒得等，带着垂头丧气的老李一层层爬楼梯，逐楼扫荡。

就在这兴高采烈的气氛里，我的脚抽筋了。从小到大，我都没有抽筋的经验，所以我不明白自己发生了什么，刹那间脚趾变形、抽搐、剧痛，我脑子里只有一个念想：尼玛，这是要中风啊？

老李在我的尖叫声中淡定地蹲下来，让我伸直腿，然后用力掰弯我的脚趾，我一下子舒缓了过来。可是只要他一放松，我就又抽上了。

好不容易控制住了，脚刚着地，另外一只脚也来凑热闹。

就这样，我扭曲着靠着栏杆，老李蹲在地上拖着我的脚，我俩像雕塑一般屹立不倒，不敢动弹。来来往往，上上下下的人好奇地围观，我把头深深地埋下，把肚子挺了挺，画外音：孕妇抽筋！大惊小怪！老李更是头都不抬，只能深情地端详我的脚，像是凝望一件艺术品。

出了这么一桩幺蛾子，逛街的兴致骤降冰点，一路蔫蔫往回撤。

影响逛街形象事小，毕竟这是国际大都市香港，人来人往，在路上走18遍都没人认识我，可是这抽筋太影响发挥了，不利于孕妇通过购物释放情绪，亟待解决，刻不容缓。

后来的一次产检，我声情并茂情景再现了我的抽筋盛况，香港医生和蔼可亲地告诉我，这是孕妇群体的普遍问题，大部分的孕妇都会白天抽晚上抽，走过路过就地抽。抽筋的原因有很多，主因是缺钙。胎儿骨骼发育所需的钙质都来自孕妇。我怀肉肉的时候，年轻力壮，钙质四溢，分他一点，我自己还够用，所以怎么暴走都无碍。一年后体质还没恢复，各方面营养没来得及跟上，皮皮就又来瓜分钙质，这磨人的小妖精，就是我抽筋的罪魁祸首。

"多吃鱼蛋奶，钙片也行，但是尽量食补。多晒太阳补充维生素 D，促进钙的吸收。当然"，医生补充道，"逛街也不能太拼，你这胎重了30斤，大小腿本来就够疲劳，你再咬牙切齿地逛，能不抽吗？"

得，防抽筋完美解决方案：搬台电脑，坐在院子里晒太阳，一边喝奶，一边淘宝。

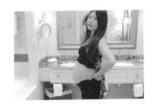

孕妇也会"蛋"疼！

当我接受了自己是个孕汉子之后，惊喜接踵而来。

孕妇都会在家穿着暴露，对着镜子搔首弄姿。有的孕妇是因为 A 罩杯瞬间升 cup，珍惜来之不易的沟。有的孕妇是再也不用担心自己的小肚子，怀孕让身材更完美。有的孕妇，比如我，就是会每天观察自己的变化，把变丑变老都算到老李身上，绝不懈怠。

这一天，我又有了一个惊人的发现，在厕所嚎叫起来：老公快来！我腋窝里长了一个蛋！

老李闻声而来，我俩研究了半天，我两边腋窝分别长了一个像蛋一样的肉瘤，只要稍稍撑开手臂就能看到。加上之前腋窝已经变黑，那两个黑蛋丑陋无比，恶心至极。

我突然想起多年前看八卦杂志，贝克汉姆老婆维多利亚被狗仔队拍到隆胸整容痕迹，就是腋窝多了一个蛋状物。这么多年，那蛋的形状都让我难以忘怀，让我谨记整形有风险，爱美须谨慎。现在有两种可能：1. 我隆胸了。2. 维多利亚那时候怀孕了。以美貌担保剔除1的可能性，那么维多利亚很可能为了生儿育女，背负了整容的黑锅。

替维多利亚操够了心，我和老李开始研究蛋的产生。我们上网搜索，上孕妇论坛，都没有搜索到原因，那么有两种可能：1. 有同样症状的孕妇，只是因为形状太恶心，所以羞于拿上台面探讨。2. 别人都没有，我可能得了怪病。

在孕妇论坛混迹已久，我深知孕妇是一种比中年妇女更开放、更彪悍的物种。因为怀孕是生物的繁衍过程，一旦上升到科学高度，什么阴道、乳房、夫妻生活都只是学术探讨，晒肚子、晒体毛、晒伤口眼花缭乱，面红心跳那可不是准妈妈的伟大情怀。

基于对孕妇论坛的了解，第一种可能性为负数，那么，这到底是什么毛病呢？下一次孕检的时候，周医生摸摸我的腋窝，也满脸狐疑。她思考了一阵，恍然大悟地说，这是胖出来的。

得到了医生的权威解答，虽然这个答案让我有点恼羞成怒，但总比怪病要好。可是我始终对这个答案半信半疑，如果是胖出来的，为何它能胖得如此艺术，胖得如此圆润，刚好胖成一个蛋呢？

这个疑惑和这两颗蛋一直伴随着我，直到肉肉诞生。我开奶的时候，乳房硬得像石头，乳汁都在里面结块，而且是从腋窝开始结，那两个软蛋也硬成了鹅卵石。在死去活来的疼痛中，我终于找到了两个蛋蛋的终极答案——原来，两个蛋蛋是腋窝附近的副乳，由于乳腺发达以及荷尔蒙分泌增加，变大变硬，和乳房一起，为将来的哺乳做足准备。

副乳虽然是副的，但依旧尽职尽责，副乳的责任心带来的后果就是，这两个蛋一直跟随我到哺乳结束，如今仍然若隐若现。导致那些年我穿过的炫酷吊带，都变成了含蓄的内搭。

后来，我又咨询了医生，如果想彻底解决两个肉蛋，只能在哺乳结束后，做一个整形手术。那一刻，我又想起了维多利亚……

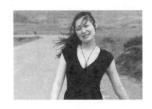

长纹请怪妈

初来乍到孕妇界，懵懵懂懂，在所难免。打鼾和蛋蛋都杀了我个措手不及。

出于女人的天性，很多事无师自通。比如少女时代，就知道妊娠纹的恶名。比基尼一出，就知生没生，从此性感是路人。所以，决定做妈的那一刻，我就开始提防妊娠纹的侵犯。

翻查了很多资料，抱着"只买贵的，不买对的"的扭曲心理，我选了娇韵诗全系列——磨砂膏、按摩油、润肤露。香港崇光百货的售货员努力用普通话告诉我：用磨撒锅去洗皮先，再安摸油，最后润肤入。

我把这个教程转授给了老李。关于孩子这件事儿，他怀着非常快乐的心情瞬间上传，我却要怀着忐忑的心情花十个月生成，最后鬼哭狼嚎把孩子下载下来。如此丧权辱国的不平等事件，必须得给他安排点力所能及的事，让他有即将为人父的参与感。

从怀孕两个月开始，洗完澡我就穿上裤衩，光溜溜地躺在床上。老李就开始运气发功，双手涂满按摩油，按照说明书的指导，在我肚子上顺时针打转，然后在乳房上打转，待按摩油稍干，再上润肤露。这项工作进行了一周之后，我发现肚子上长了一些小疙瘩，孕妇的心是玻璃易碎的，又是愁肠百结的，我又怀疑自己得了怪病。

老李淡定地表示，这就是过于滋润导致的营养过剩。每天替我涂完肚子，他手中剩下的油，涂他的脸、手、脚都绰绰有余。

你没看我最近白皙嫩滑了吗？老李搔首弄姿。

信不信我打死你啊，知道了都不早说。我露出牙，做撕咬状。

老李呵呵一笑：我才不会说呢，你这扭曲心理，说了你肯定认为是我想偷懒，少一道工序。

老李成功减少工作量之后的第 7 个月，眼见光滑的肚皮吹弹可破，忽视乳头的乳房也白皙嫩滑，我给老李点了个赞。

就在这个皆大欢喜，离胜利曙光不远的时刻，某次镜子前的孤芳自赏，让我发现大腿和屁股的接缝处，明晃晃的一片闪电般的白色不明线条。我颤抖着双手，仍不死心地上网搜索了妊娠纹的图片。是的，我还是中奖了。

接下来两个月的亡羊补牢并未拯救我的屁股，更凄惨的是，任由老李如何地勤勤恳恳，肚子底部的妊娠纹还是在怀孕 8 个多月的时候爆发了。虽然不多，也没有变成不可救药的红色，充其量算是橘皮纹，但还是足以让我号啕大哭三天三夜。

我咆哮着问天问大地，这到底是为什么，最后科学无情地告诉我：第一是因为皮肤弹性不够，第二是因为体重突然增长太多，第三个原因也是根本原因，就是：妊娠纹这个东西，就是遗传，每个人皮肤的修复能力有所差别，这就是隐藏在基因里的遗传因素，去找你妈控诉吧。

我在心里狠狠谴责了我妈以后，自我安慰道，虽然是遗传，但是如果没涂，可能更糟糕呢。而且，这白色的橘皮纹，远看还增白呢！虽然感情上受了伤，金钱上也损耗了，但幸好这按摩油不是孕期专用，用不完啥时候都可以继续用！我这精明能干的孕少女啊！

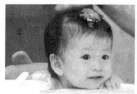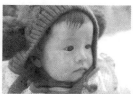

假如我有一个女儿

老李还在遥远的广东吃煲仔饭，看 TVB，泡初恋女友的时候，我就跟我同桌说，我以后要生个女儿。没发育好的同桌想了想，问我为什么。同样没发育好的我想了想，嗯……这样即使她长大了，我洗完澡也能在家裸奔。

十几年莫名其妙地过去，发育过熟、膀大腰圆的我满脸写着"适合生育"。老李识货，一口价买回家，等怀上了，我才发现，我多么希望这是一个儿子。首先岁月蹉跎，我早就在风湿颈椎浑身疼中放弃了澡后裸奔，少女时代的初衷化为泡沫。其次我觉得女汉子适合养汉子，豪迈不羁，称兄道弟，挂着鼻涕穿着开裆裤、耿直傻乐的大胖儿子是多么喜闻乐见啊！

其次也不知道是不是嫁到广东，TVB 入戏太深，总觉得生个儿子就能母凭子贵，光宗耀祖，在家里走路都能跨宽几个纬度。老李又是三代单传，不生个儿子总觉得对不住他那点彩礼，还有自己看起来生儿子的大腚。

虽然我很好奇，有期待，但还是忍住了验血、B超等一系列认真的性别鉴定，开始饶有兴趣地研究民间鉴定男女的方法。

首先是口味看男女，酸儿辣女这句，没怀孕时就如雷贯耳，我用这句话严格对照自己，悲催地发现，我爱吃甜的！孕早期吐得死去活来，人生无望中，甘蔗汁拯救了我。我每天都去水果市场蹲点，买鲜榨的甘蔗汁，买一杯带一杯。半个西瓜信手拈来，不在话下。恶心得什么都吃不下，就四处觅甜品，吃遍了整个广东。每到彼时彼刻都会庆幸自己嫁到了广东，这要是嫁到了大东北或者四川重庆，没那么多新鲜蔬果和精致甜品，我只能一边哭着吃白糖，一边打老公了吧。

口味上是看不出来了，再从皮肤上来看。普遍说法是，女儿美妈，儿子丑妈。由于怀女儿会有双份雌性激素，所以妈妈的皮肤会变得白里透红，吹弹可破。儿子带来的雄性激素，会使妈妈变黑变丑，斑痘变多，体毛变长，更有甚者，脸部会发生毁容性的质变，生不如死。我每天守在镜子面前，恶数细数脸上的斑和痘，测量手臂汗毛的长度。我好期待自己变得狰狞丑陋，那就证明是个带把儿的。守了几个月，发现自己的脸几乎没什么变化，由于懒得出门，养得白白胖胖。我在众人啧啧称美的赞叹中，心生失落。不过不打紧，还有别的方法。

暂时从个体鉴男女中挣扎出来，走一走"封建迷信"路线。首先是神乎其神的清宫表。话说这清宫表，贬褒不一，但大部分人认为，它是比较靠谱的概率学。我特地让我妈去问了她做妇产科主任的老同学，她非常淡定地回了一句，如果连续几个月都是男孩，在中间那个月份怀上的，就一定是男孩。如果是头尾，或者单独一个月是男孩，那就有危险。相信这位阿姨一定"迷信"联系实际，才做出这份笃定的回答。我忙不迭研究了一下，我怀肉肉那两个月，都是男孩月。心中希望的小火苗，又腾地亮起来。

接下来是吊铅笔法。把一根带线的针，扎在铅笔盖的橡皮上，然后笔头朝下，悬空吊在自己的脉搏处，根据笔头晃动是平行还是切割，来分辨男女。据说此法是从道家借鉴而来，我对这种怪力乱神一直心生敬畏，于是没敢尝试，作罢。

各种指证，男女几率不相上下，我开始迫不及待地等待孕6月的到来，那个时候生殖器官已经发育成熟，胎儿体型还不是很大，通过B超，性别能够看得一清二楚。

一直认为自己不是女权主义，但也自强不息，没有男尊女卑的阶级观念。到了节骨眼上，内心深处的那点儿奴性，那点儿传统，还是不由自主爆发出来。为此我有些惭愧，怎么说也是受过高等教育的白领女性，重男轻女这种事，不应该是山沟沟里的观念吗？

上孕妇论坛看看，这种情况更加恶劣。孕早期的时候，大伙儿讨论去香港验血分男女；孕中期，纷纷晒B超图找小鸡鸡；孕晚期祈祷上帝保佑阿弥陀佛能翻盘。总之，绝大部分孕妇希望自己一举得男，一部分孕妇因为怀了女孩受到家庭漠视，只有小部分孕妇喜滋滋地发帖，表达自己对小棉袄的期待，这类帖子往往冷冷清清，门可罗雀，完全没有男孩帖下面"接棒"的盛况。

掰着手指数日子，数到了孕6月，我还没来得及问，我的主治医生就指着B超上突起的小鸡鸡，跟我们说，是个男宝宝。我终于得偿所愿！

双方父母得知了这个消息，都兴奋难抑。最开心的应该是公公婆婆，一举得孙，皆大欢喜，但是他们碍于不让我有压力，表现出一般的开心。我爸妈就毫无掩饰了，我爸长嘘一口气说，太好了！我妈也兴高采烈地说，这就好了！

我在那一刻，特别明白我爸妈的心，对于他们来说，我这个独生女无论生什么，他们都会视如珍宝，但是在中国，乃至全世界的主流思想里，生了儿子，母凭子贵，儿媳妇的地位会得到极大的提升。第二胎无论生男生女，都不会再有压力。我爸妈这是怕我受气，又怕我拼二胎就为了生男孩。

3个月后，肉肉带着把儿如期而至，满月酒的时候，每个人都高举酒杯，来祝贺李家后继有人。公公婆婆老李都喝高了。我的内心，没有了如愿的喜悦，反而有一丝莫名的酸涩。我为李家生了一个孙子，绵延香火，从此我就在李家相夫教子，有一种生是李家人，死是李家鬼的壮烈感。我突然想到了我的爸妈，唯一的独生女远嫁，为夫家开枝散叶。他们为我捧上嫁衣的手，皱纹满布，微微颤抖，仿佛这一世，就送我到这里。我突然恨起我自己，生不能为男儿，假若我是男儿，父母就永远觉得，我在哪里，都没有远去，我娶妻生子，只是喜庆添丁。

给肉肉上户口的时候，填写到祖籍，写上了"广东"之后，我突然间醒悟，过几堂儿媳，过几代儿孙，又会有谁记得，他们身上有一脉血统，来自遥远的江浙？他们的祖籍，永远都是随父"广东"，与任何一任母亲，毫无干系。我的心里涌上一阵悲哀，一个男人，抛除社会规则，他可以肆无忌惮地四处播种，得到很多的后代。可女人，且不说一生的卵子是定数，那怀胎漫长的 10 个月，刻骨铭心的分娩，也让一个女人一生，不会生太多孩子。大自然就是如此成王败寇吧，女性的弱势，是被安上了子宫，子嗣却是父亲的继承。

　　所以怀皮皮之前，我还是希望，这胎依旧是个儿子。但已经与荣誉、教育、喜好无关。我的爸爸在我结婚前曾苦口婆心地跟我说：女人第一次投胎在娘家，第二次投胎就在夫家。他当初的一番话，是提醒我擦亮眼睛找老公。但当我经历过远嫁的孤独，生育的浩劫，对性别的重新思考，这句话于我有了特别的意味。

　　可是当她赤裸裸血淋淋的被医生放进我怀里，哭声如同娇嗔猫语，我的心像蜡烛那般，一边流着泪，一边融化。终于，我还是有了一个女儿，我在那一刻，穿越了几十年，清清楚楚又隐隐约约地望见，她出嫁时我的大喜大悲。她也会如我承担弱势的婚嫁、辛苦的孕育、分娩的煎熬。我也会承受我父辈一般的伤痛。我会亲手为她披上嫁衣，从此她投胎夫家，在我看得到或看不到的地方，结了他姓的果，生了新芽。我与她今生亲缘仿佛至此隔断。如果这样，同样是十月怀胎，拥有我血脉的姑娘，她需要更多更多的爱，更厚更厚的保护，这高度凝结的温柔傍身，在往后的夫家岁月里，倘若对方爱她，是锦上添花，倘若对方爱得怠慢，她所拥有的爱也已经丰盛到足够不卑不亢的，只需要自在爱人就好。被爱到安全感充盈的事，就由我们来提前完成吧。

第三章

孕妇的世界总是
充满喧嚣

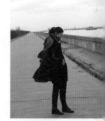

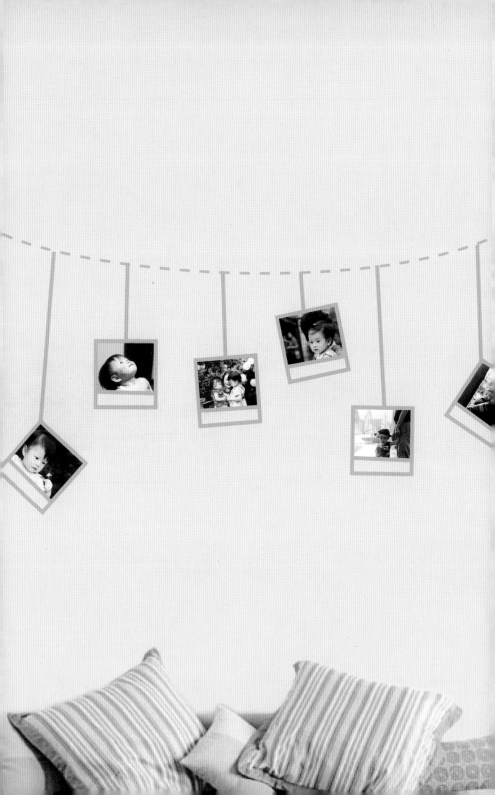

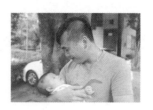

天下老公一般"蠢"

　　我家老李是一名光荣的直男，和千家万户的直男一样，爱好香车美女足球，不认识村上春树，看岩井俊二会睡着，听哥特摇滚会崩溃，胃口和睡眠完全不受情绪干扰，每天照镜子都能发现自己又帅又迷人了一点。往往用心准备的礼物是商店里最丑的，惊心策划的惊喜毫无技术含量，连假装不知道都"臣妾做不到"。

　　和老李两年的婚姻生活，让我意识到，直男真是一种基因无法改良的物种，还不知廉耻地占领了半个地球。

　　当然，直男也有他的优点，才能持续多年畅销，连起来可绕地球100圈，为居家旅行，杀人越货必备之老公。比如大脑沟回少，骂他两句转头就忘，不会记仇。比如心眼少，钱财上缴，拿点回扣感激涕零。

比如怕麻烦，觉得和一个女人相处已经太费脑力，花花肠子止于偷瞄马路上的大腿。比如情绪稳定，不会突然受到神的指示，背起行囊浪迹天涯。最重要的是，直男老公深知自己的情商够不上体贴温柔，只能用听话好用来止损了。

老李在我两年的悉心调教下，已经成为了远近闻名的模范老公。让他胖，他不敢吃素；让他走，他不敢回头；让他抱孩子，他不敢斜视美女；我伤春悲秋，他虽然听不懂，也会强撑困意陪聊到天明；过重大节日，也知道偷购物车里的图片去商场打探。可即使这样改过自新，在我的孕期，我们还是经历过几场殊死博弈。当然，在我看来，是殊死博弈，在老李看来，至今仍然觉得自己可怜无辜，冤情天地动容。

直男在老婆孕期是处于完全被动的，一直到孩子出生头一年，就算无怨无悔累到半死，老婆都一把鼻涕一把泪各种怨恨。为毛呢？直男反射弧太长，又不会说好听的，自然会惹怒情绪跌宕的大肚婆。

比如，我温情无限地摸着肚皮，问老李，哎你说他是男是女啊？

老李：不知道啊。

我：那你说他长得像谁啊？

老李：不知道啊。

我：眼睛像你，嘴巴像我好不好？

老李：好啊，随便。

我：你怎么一点都不开心啊？

老李：没有啊，呵呵。没生出来我真不知道。

我：那你跟他说说话。

老李：宝宝，宝宝。

我：再说一点，你就没什么跟他说的？

老李：宝宝，宝宝，知道我是谁吗？我是你爸爸。

终于，我黑着脸走开了。

喏，不要以为下一次老李就会深情款款地和肉肉诉衷肠，他依旧保持他高冷的父亲形象，并且对我的不悦深表疑惑。每当我听到孕友们，以及网友们都滔滔不绝控诉自家老公也是如此不解风情，我的心里顿时好受了很多。

天下老公一般蠢，你说老婆怀胎十月，各种不适，但一想到肚子里是爱情的结晶，就多么娇羞和喜悦啊，摸着肚子，感受胎宝宝的拳打脚踢，这新生命的有力呼喊，你作为爸爸，作为始作俑者，怎么就无动于衷呢？你说你是不是故意的？你说你是不是故意找碴儿？你说你是不是根本看不到我的辛苦？你是不是根本不爱我？你是不是根本就不爱我和孩子？

一来二去，我也麻木了，本着不能让你舒坦的原则，我强行规定，老李每晚必须和肉肉进行 10 分钟的肚皮会谈，在这 10 分钟里，老李必须唱一首或一句胎教歌曲，说几句增进感情的励志话，然后动手在肚皮上顺时针、逆时针各抚摸三圈，算是进行了亲切的肢体互动。

老李的蠢萌一直持续到肉肉出生。生产的时候，他坐在旁边陪产，我宫缩疼得死去活来，他见此情此景，从容不迫地讲了一个笑话，企图分散我的注意力，缓解产房紧张的气氛。倘若彼时我有一点多余的力气，都会毫不犹豫地用来抽他。在医护的共同努力下，肉肉终于被我生出来了。助产士抱着肉肉，拿到温床上整理脐带，擦去胎物。呆萌的老李，此刻还是呆若木鸡地坐在我旁边，和我一起歪着头，远远地看着肉肉。我转头和老李对视了几秒，他无辜望着我。我大吼一声，你倒是去看看儿子啊？！他像是梦游被踢醒，一个激灵站起来，小心翼翼走过去看肉肉。那副惊悚的模样，像去围观一只史前怪兽。

感动到泪流满面、握住老婆的手说你受苦了、盯着儿子喃喃自语这是我儿子等等常规剧情都没有出现在我的产房，更为甚者，老李整场神游，连脐带都忘记了亲手剪断。

之后的几天，母婴同室，老李还算尽责，除了伺候肉肉一把屎一把尿，还要伺候我一把屎一把尿，兢兢业业，毫无怨言。可我始终感觉不到他对肉肉的父爱。他只会偶然盯着肉肉发呆，然后充满惊叹地跟我说：他可真小啊！小啊！啊！

肉肉一天天长大，从"真小啊"逐渐长到80厘米，满地撒野。为了培养老李的父爱，我经常没有条件也创造条件地让他单独带肉肉。直男在孩子的哭闹面前，往往束手无策，恼羞成怒。有时候看着他和肉肉两厢嫌弃，互相抵制，心里充满了对肉肉的歉疚。儿啊，为了平衡家庭关系，平衡你妈的心理，就只有辛苦你了！

到肉肉一岁半，老李已经成为了一个合格且肉麻的爸爸。单手换尿片、单手抱娃都是他的保留节目。一个取向正常的直男，会在人烟稀少的地方，把肉肉抱到一边，狂风暴雨般地亲吻。我们俩经常会逼迫肉肉回答喜欢谁多一点，当肉肉的回答偶尔是爸爸时，老李就会喜上眉梢，得意忘形。回想起怀孕时，他不咸不淡的表情，判若两人。

时至今日，我终于开始相信，直男的回答都是发自肺腑的老实话，他说不知道、没感觉，就是真的懵懵懂懂。娃在你的肚子里翻江倒海，血肉相连，虽然他是播种者，但父爱隔肚皮，他没有切身体会，自然反应会迟钝，直到看到实物，他才开始会有为人父母的感觉。

所以，孕期里千万要和直男置气：拿光他的钱，一件衣服买两个号，一个孕期穿，一个生完穿；对他进行惨无人道的招之即来挥之即去，不听话就满地打滚打肚子；量身订制准爸爸胎教制度，帮助他早日找到为父之路；生完孩子，千万不要心慈手软，把娃赤裸裸地扔给直男。他付出越多关心，接触越多娃的可爱，就会对那个小版的自己越发喜欢，父爱的小宇宙就会被引爆。

切忌心疼老公，大包大揽，让他潜移默化地认为，带孩子就是妈妈的天职。那么，当他呼呼大睡，你黑着眼圈哄娃睡觉的时候，就不要自怨自艾，悲叹自己孤苦无助。男人不能宠，尤其是蠢萌直男。面对你的眼泪，他心里只有 NO ZUO NO DIE 四个英文单词。

想想看，咬咬牙放养，不久后就能吃着火锅唱着歌，看着直男心甘情愿带宝宝骑马马，捉鱼鱼，吃糖糖，是多么赏心悦目的一件事啊。

那种体贴温柔，主动嘘寒问暖，还会文绉绉给宝宝写信的爸爸，就不要胡乱羡慕了，那是别人家的老公。至少咱们直男有力量！嘿！

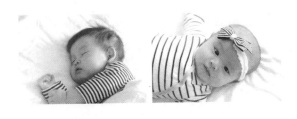

好好学习，久孕成医

我在生育这件事儿上天赋异禀，三年抱俩，一帆风顺，儿女双全。这么充满正能量的光荣事迹像改革春风一般吹遍了全国各地。全国闺蜜纷纷发来贺电，艳慕之余都是双手托腮，眼含泪光，虚心求教。

作为一个强迫症乘以被迫害妄想症的专业孕妇，本着"干一行，爱一行"的职业精神，在孕期，我遇到任何小问题，都会上天入地，追古溯今把它搞清楚。另外，我有两位专业人士无限量场外求助。一位是刚毕业的妇产科博士婷婷，在上海第一妇幼任职；一位是身经百战的大咖，《只有医生知道》的作者，协和妇产科医生张羽。一位初生牛犊新理念，一位业内权威有经验。有这两位傍身，加上自己的知识积累，我的孕产知识确实是超过了一般孕妇，也超越了自己30年来的数学知识。

就这样言传身教久，我的美名一传十十传百，成为家庭妇女圈皆知的秘密，大家都亲切地称我为"王主任"。王主任除了给大家答疑解惑、心理疏导、连线解疑之外，渐渐还发展了母婴购物、家庭调解甚至八字风水等业务。但是有些问题的荒唐程度，让我心惊胆战。

我的孕友有次问我：孕妇能吃土豆吗？我很想反问，如果孕妇不能吃土豆，那么以土豆为主食的欧美人，是单细胞繁殖的吗？还有孕友说，不能吃羊肉，胎儿会得羊癫疯；不能吃葡萄，会得葡萄胎；不能吃山楂西瓜桃子绿豆等等等等。

在我看来，只要前三个月稍加留意，不大肆进食性寒和性热的食物，其他时段，任何食物都可以尽情享受，而且胎儿得到的营养也全面健康。甚至可乐、咖啡、雪糕、方便面等"违禁食品"，都可以适当解馋。要知道，吃点垃圾食品，比起内心产生自己深陷囹圄的苦闷，进而递进成产前抑郁，实在不算什么。

除了吃，孕妇们草木皆兵，如临大敌，把怀孕如此温馨惬意的时光变得紧张兮兮。怀孕后不能每天洗澡？怀孕后不能用手机？怀孕后不能坐飞机？怀孕后邻居家 Wi-Fi 都不能开？这些问题让我觉得我们生活在不同的星球。

即使才高八斗，心比天高，绝大部分女性还是要经历怀孕生子。可中国的性教育向来遮遮掩掩，更别提更深层次的妇产知识了。在生孩子这件事上，知识女性和农村女性处在同一起跑线上，很多认知都来自上一辈的经验，还有网络上的五花八门。

　　一位不孕不育多年的女朋友，在去年完成了她的卵巢囊肿和输卵管疏通手术。在此之前，她因为宫外孕切除了一边输卵管，因此，从理论上和实际上来说，她都属于老大难。手术之后，我们都十分期待她能一举夺魁，并纷纷把自己带货的肚皮给她来回抚摸，借点孕气。结果做完手术之后她又查出来高血糖，医生建议她先降血糖，等身体恢复以后再谈备孕。女朋友十分沮丧，认为一切都是命中注定。

　　在我们和她老公的不懈鼓励下，她最终还是积极配合医生的治疗，并决定身体康复后，不走寻常路，直接试管婴儿。

　　虽然我认为试管婴儿劳民伤财，一次促排会使女人瞬间衰老两年，更何况并不是百发百中。但是女朋友芳龄 33 岁，一只脚跨进了高龄产妇的泥潭，这种一劳永逸的办法，能使他们减轻生育的心理压力，把高龄产妇的风险降到最小，也不失为下策中的上上策。

　　于是，我们就一起愉快地拥戴了她的决策，并经常在聚餐的时候轮流安慰她，鼓励她，比如把可乐放在她的正前方锻炼她的意志。她求子心切，表现出惊人的意志力，诱人的高糖食品绝不姑息。王主任在内心对她刮目相看，对她的情况又多了一份关心，有问必答，知无不言。

　　但有一次，女朋友的咨询让我倒吸一口冷气，她问：如果我要避开处女座，应该回避哪几个月？

　　王主任上岗已久，头次碰见这种提问，有点不知所措。虽然我也不待见处女座，但人类对于处女座的愤恨已经上升到如此不共戴天了吗？掐指一算，如果她要完全避开处女座，排除早产，算上 37 周~42 周的波动，她需要从 11 月开始避孕到 1 月。

整整三个月，对一个不孕不育的大龄妇女来说，是多么宝贵，到了这个节骨眼儿上，还在考虑星座的问题，王主任真是恨铁不成钢，骂人都无从下口。都说女人 25 岁前挑男人，25 岁后被男人挑。生孩子也是如此，年轻力壮身体好时，可以选个良辰吉日圆房。可是等到力不从心，听天由命时，就积极配合，等待天使来选你就好了。

退一万步来说，放眼望去，虽然我们奚落处女座、藐视处女座、远离处女座，因为处女座容易对爱人和朋友发射极其负面的絮叨、挑剔、夹生。但是不可否认，处女座对家人无微不至，孝顺爆棚。你生了一个处女座，只不过残害了 20 年后它身边的那群人，对自己百利而无一害。作为一个而立之年的妇女，还不能对处女座做出客观公正全面的判断，竟然为此打断自己的生育大计。实在是朽木不可雕！

恶补妇产知识不但能度过轻松孕期，在如今的医疗环境和医患关系下，还能避免过度治疗。

比如很多孕妇在前三个月见红，懵懂知道这是先兆流产，惶惶不安。她们会听从医生的意见打黄体酮针、卧床保胎。对于医生来说，这样的诊治没有风险。但不是所有的见红都是因为孕酮偏低，也可能是 HCG 值偏低，也有可能是宫外孕，宫颈疾病、经产妇也还可能是上一胎的遗留物。盲目保胎虽然对胎儿没有太大影响，但是雌激素会使胎盘牢牢镶嵌在子宫壁上，生产时不能自然娩出，需要用手去人工剥离，白白受苦。

有些孕妇在顺产和剖腹产的问题上也极端任性。有的坚持要剖，理由就是"怕痛"，殊不知开膛破肚比起自然的生理过程，元气大伤。有的坚持要顺，就算胎位不正、羊水浑浊、宫口不开都咬紧牙关，理由就是"母爱"，这样的母爱是福是祸，全看天意。

没有一定的妇产知识积淀，生孩子如此性命攸关的事儿，往往成为了医生一个人的战斗。医生不但要诊断病情，还要说服产妇，更要面对由此带来的一切医疗后果。

在这个信息泛滥的社会，知识就是力量，知识就是平安，假若能用看一集韩剧美剧网络剧的时间，去了解我们自身的身体构造，去学习基本的孕产知识，关注专业人士的微博、公众号，不仅能独立科学地悠然度过孕期，还能德智体美劳全面发展，做一个淡泊名利的"赤脚医生"。

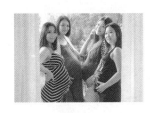

大肚婆联谊会是
最佳的宣泄出口

　　我初次怀孕的时候，因为刚刚来广东，人生地不熟，连出去逛街都不会用粤语砍价。没事儿只能待在家数腿毛，周遭一个能说话解闷的适龄女性都没有。远方的孕友倒是有几个，QQ上聊不了几句就腰酸下线，胡吃海喝更轮不上我，选医院选月嫂，城不同不相为谋。整个孕期，孤零零的，遇到点难言之隐也没人羞答答地商量。

　　等到二胎，我的粤语水平达到了"反正别人不能当面说我坏话了"的水准，我参与本地聚会，不再是一个刷手机发呆东张西望、看起来很能吃的没有灵魂的躯壳。在这样的天时地利下，我被吸纳到一个有着深远意义的合法组织中。

起初孕友群叫"官商联谊会"，名字很屌很上流社会，是由我们相同的婚礼策划师建立的一个无业人员搓麻将约局群。第一次麻将，我携老李前往，准确地说应该是老李携我前往，因为我一不会开车，二不会打麻将。老李长期被软禁在家，一朝有麻将，完全不介意牌友都是家庭妇女。

本来像这种三女一男的格局，老李手气应该节节攀高，可完全不如人意。几圈下来，输得血淋淋。我坐不住了，端着肚子坐到老李旁边，暗中运气：都说女儿旺爸爸，肚子里那个，你别是个赔本货，快点儿使劲。

伙俩一下子被看穿了，对面的妇女瞟了我一眼，悠悠地说，没用的，这里三个孕妇呢。

几次局一组，大家都熟悉了，发现官商联谊会的主力成员都是孕妇，于是群名被改成"大肚婆联谊会"。这个联谊会的性质也发生了些许变化。开始从单纯的吃喝玩乐，发展到有一定技术含量、科技高度、人文深度的孕期知识探讨。

作为唯一的经产妇，我在该群获得了这两年来前所未有的存在感。对群里提出的问题，都以老中医德高望重的态度，一一耐心解答。对孕友们送上的"王主任"的尊称，也半推半就地收下了。

最重要的是，我的孕期变得有聊又充实。大着肚子出去，再也不怕别人投来敬而远之的眼光了，他们的眼里只剩惊叹，因为我们一群孕妇聚堆，堪称一道奇景。再也不怕孕妇身份扫兴别人的聚会，因为场地本来就要本着安全方便的宗旨。再也不怕有事儿没地方说，一点儿敏感一点儿抑郁，只有孕友才懂孕友心。在会员们有孕期抑郁的先兆时，其他会员都会伸出友爱之手，适当举办一场麻将局、火锅局、趴体局，缓解症状。

我的孕友之一是个怀双胞胎的孕妇。怀孕累，怀双宝更累，怀双宝的时候老公在外地上班更更累，怀双宝的时候老公在外地上班每天与婆婆朝夕相处累中之最。在这样艰苦卓绝的怀孕环境中，她老公又犯了一个弥天大错——忘记了他俩的结婚纪念日。双宝妈从早等到晚，都没等到一句话，更别说礼物。双宝妈绝望地在群里倒苦水。

群里迅速分为了两派，一派是替她老公打圆场，声泪俱下地描述了男人养家糊口多么辛苦；孕期男人也受不到应有的关怀；男人天生愚笨并非故意忘记；孕期各种不适会放大矛盾等等。

以我的经验来看，如果为她老公找理由，当事人就会各种反驳，如果跟着一起骂，狠狠骂，她那份真爱就会被激发出来，牙痒痒地想：我老公也没那么差吧！

所以另一派就是以我为首的不能姑息派，从各个方面抨击她老公的行为，并开始替双宝妈选是补偿一个新款手袋，还是补偿张附属卡，以泄心头之怨。

我们七嘴八舌陪她聊了一个小时，她老公终于在 0 点结束前给她打了一通慰问电话，双宝妈情绪有些好转，我们也就默默退下，不留功与名。关了微信，我转头问老李：我总觉得是我们中的谁给她老公打了电话提点了一下。老李对我一笑，也觉得如此。一股热泪盈眶的温暖扑面而来。

就这样，在搓麻将声、八卦抬杠、互吐苦水中，孕妇群迎来了集体孕晚期。群的名字又被更新成"集装箱"，寓意：都快卸货了。有了孕友的插科打诨，孕期过得特别愉快又飞快。所有人都恋恋不舍，越到后期，越是抓紧时间约麻将约饭。作为一个旁观者，据我统计，孕晚期的麻将桌上，通常是这样的对白：

　　二筒，哎哟踢我了。碰！
　　那谁帮我拿一下牌，我起不来。
　　等我下，我现在有点宫缩。
　　我得起来站站，腰疼。
　　服务员给我拿个枕头垫腰。
　　我又饿了，你们呢？

几次亡命麻将之后，终于迎来了双宝妈的告别之战，这一役可谓惊心动魄：双宝妈之前靠肚子里俩闺女的孕气，赢来的所有钱，一晚上连本带利输得精光。晚上，我们吃着赢来的夜宵，纷纷赞赏双宝妈：这才是一个做妈的应该有的觉悟和魄力！现在你可以安安心心上路了！

双宝妈的状态一直不错，两闺女也都是头位。但从B超结果看，两个闺女都至少5斤重。为了保险起见，双宝妈听从了医生的意见，在38周的时候选择了剖腹产。一大早，群里就传来了好消息，俩闺女一个5斤，一个6斤，母女平安。我看着手机喃喃自语：俩都那么重，体重都长胎身上，好羡慕。

双宝妈卸货的消息，成了我的催产素，当天晚上，离足月还有一天的我，肚子开始隐隐作痛。我们一家风风火火连夜驱车去香港待产。一路上，孕友群都在紧张观望，就怕我一声咳嗽，把皮皮生在车上。直到我第二天中午三下五除二地把皮皮生出来，孕友们还处在惊恐状态，完全不愿意接受这个事实。我轻蔑地一笑：没生过就是没见识。

好事绝缘体，坏事成瘟疫。提前生产的春风吹遍了孕友群。混血妈 38 周产检，被直接留在了医院，脐带绕颈、胎监不过关，高龄产妇，医生第二天一早就给她把混血妹剖了出来。混血妈皮笑肉不笑地对面面妈说：真的会传染哦，你做好准备吧！

面面妈是群里最后一枚孕妇，怀着群里唯一一朵男孩。面面妈年轻、身体好、胎位又正，我们都对她顺产抱着极高的期望。特别是我：在我王主任的统率和指导下，好歹也要顺一个吧？要不然真的太没有面子了！

面面妈倒是扛住了，没提前太多生产，躲过了黑色处女座。在近 40 周预产期时生下了面面。那天是国庆节，群里张灯结彩，拭目以待我们唯一的小鸡鸡。刚好面面爸心里也慌，打着岔给我们直播面面妈的生产进程。开三指、打无痛、破羊水、宫口全开。我们等到深夜，还是等到了顺转剖的倒霉消息。面面妈活活受了两茬罪，才把面面生出来。对此，孕友群总结了原因：在面面妈的告别麻将局上，面面妈虽然也输了，但是输得不够多，不够有诚意，注定有此一劫。

至此，集装箱全面卸货，孕友变成了奶友，没日没夜地喂奶、挤奶、换尿片。忍受着蓬头垢面、大腹依旧便便、被囚禁在家、不能吃麻辣等一切好吃的。奶友们时常在凌晨时分，哀怨地在群里冒个泡，清点喂奶人数。没有了麻将、饭局、聚会，奶友们依靠着"她们也一样这么惨"的坚强毅力支撑着自己。孕友群名正式更改为"毅力牧场"。

几个月后是肉肉两岁生日，这一天我家迎来了孕友群所有妈妈和宝宝。整个趴体被这些新来的小鲜肉霸占，满场哭声、叫声。尿片奶瓶满天飞。无辜的肉肉完全出戏，成为了当天唯一的配角。我在一百多张连拍的人合照中，勉强挑出了一张只有一个人没看镜头的佳作。图中的爸妈都惊恐又小心地抱着娃，娃们都各种姿态哭闹笑叫。那画面太美我真不敢看。

如今群里的话题都是围绕着育儿和减肥，她们还多一项二胎。算一算，既然大家都是剖腹产，那二胎又会是孕友。至于我，我会潜心致力于王主任的咨询指导工作中。我就不信在我的正确引导下，二胎一个像样的顺产都没有！

我们这个群的名字也会随时间发展循序更迭。二进宫、大家"好"才是真的好、家长会、反早恋侦缉队、婚事筹划团、含饴弄孙组、怎样预防老年痴呆等，当然，唯一不变的，历久弥新的，是那动听悦耳的搓麻声。

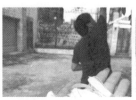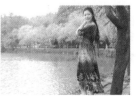

"坏孕妇"走四方

前些年有本畅销书叫《好女孩上天堂，坏女孩走四方》，给全球女人洗了脑，大概意思就是，不要老老实实、规规矩矩在家做家庭主妇啦，打开脑洞，想想自己到底要什么，有梦就追，有翅膀就飞。"人的一生不是父母的续集，不是儿女的前传，也不是朋友的外篇，只有你自己对自己的一生负责。"

这书在心灵鸡汤还未流行的年代，撼动了不少女人的心，姑娘们心一横，牙一咬，打破常规，跳出伦理，决心做个走四方、玩心跳的"坏女孩"。

这些坏女孩走四方，走到位高权重，走到才艺双馨，甭管走什么路线，大部分都还是要和"好女孩"殊途同归，怀孕生子做妈。

文艺点的原因："这样一个女人才完整"。终极原因：这，是天性。这，是本能。

好女孩和坏女孩都怀孕后，母性让她们都变成了好孕妇：严谨饮食、规律作息，一门不出，二门不迈。每一个好孕妇的背后，还有一群循循善诱的监工，监工由老公、婆婆、公公、亲爸、亲妈，甚至路人甲交织变幻、无所不在：你是个孕妇，你要悠着点！

这种现象让我很苦恼，眼睁睁看着曾经并肩作战、风风火火的女战士们，身着防辐射服，每天两点一线，甜蜜而痛苦地煎熬9个月，真是心有不甘。都说女人孕期是女王，被软禁的女王一定是个势单力薄、听从摆布的傀儡。

我是女王我做主，要做就做"坏孕妇"！"坏孕妇"就要走四方！

我就是一个彻头彻尾的"坏女孩"，怀了孕没缓过劲，继续着"坏孕妇"。怀孕期间，把大江南北都跑了一遍，飞机火车轮船轮番上阵。当然了，如此放肆的外因就是，我有个"坏准爸"陪着我疯疯癫癫。

安全度过孕早期，孕四月到孕六月是最惬意的时期：妊娠反应消失、胎儿安营扎寨稳定下来、肚子不算太大、精神好食欲旺。这种时刻，没理由不带着胎儿去游山玩水，隔着肚皮感受人间烟火。（友情提示：放在肚子里带出去玩，比生出来带出去玩，轻松多了。）

我从4个月一直玩到9个月，临生前三天，还跟老公筹谋与狐朋狗友去远郊山庄烧烤。结果被双方父母拦路截下，老李成了靶子，被批判到体无完肤，两人灰溜溜回去老实待产。

在我看来，孕期旅行的好处太多了。

好处一：日后翻看旅行日志，可以增加与老公、孩子的美好记忆。

以下就是我怀孕期间云游四海时发在微博、朋友圈的片段节选：

湛江海边：一处偏僻的沙滩，几乎没有人，我和老李在沙滩上捡了好多贝壳，送给肚子里的肉肉。这是大自然的馈赠。然后，我们就在海边吃了蟹黄四溢的螃蟹和巨大无比的海虾，吃到一半，狂风怒吼，天色骤暗，远处一片雨云奔腾而来。我们举着蟹爪仓皇而逃，躲在屋檐下看我们的海鲜汤和雨水交融，笑到岔气。

上海田子坊：老李属鸡，所以去哪里都会顺手买一个鸡艺术品。在艺术与虚无的田子坊买了一个公鸡发条玩具，一手拿着鸡，一手牵着老李，张口就开始唱：左手一只鸡，右手一只鸭，肚里还有一个胖娃娃呀，咿呀咿呀哟。无限循环复读机。

香港广东道：和老李去特区购置婴儿用品，被海关无情扣押，端详了肚子，询问了年龄、孕周、酒店、行程，就差祖上八代了。心情郁结。可是到了酒店就被通知，免费升级了海景大套房，摸着肚子看海景，感叹三个人的运气就是不一样呢。

澳门：和老李一路开到了珠海关口，排队过关时，他才发现自己的通行证过期了。要过关，只有一条路，就是护照。于是老李又驱车 3 小时，回家拿护照。可是孕妇的行程完全没有受到影响，大着肚子大摇大摆从特殊通道过关，然后一个人血拼了 6 个小时，意犹未尽地等来了老李。老李小赌怡情输光了，他说，我肚子里一定是个儿子，情敌不相旺。

南宁：到南宁已经是半夜，我们收拾好就去了当地的夜市一条街。我挽着老李从街头走到街尾，一样小吃都没点。我捏紧老李的手，两眼泪光，顾盼无言。老李看着我无奈地说：土逼，是不是又不知道先吃哪样好了？我激动地点点头。肉肉，你爱吃哪样，别客气，妈妈路过时，你放开踢！

南京：上周，小王带着她的老公老李和肚子里的娃回到了南京。这个她生活了 10 年的城市，已经有太多陌生的痕迹。天蒙蒙亮，小王就带着老李，从龙江吃到仙林，城南吃到城北，从大排档吃到高大上，龙虾烧烤海鲜西餐本帮菜，他们一样也没有放过。在他们看来，这才是唤醒回忆，祭奠青春的最好方式………

东海：专程开车和老李到海边，虽然这里的海没有沙滩，只有泥滩，但是堤坝上一排排用来发电的白色风车，配上夕阳老树昏鸦，实在太美。太阳落山后去吃海鲜，一桌鱼虾蟹，我却解决了半盘子"心太软"……别说海鲜了，多贵的自助餐我都疯狂吃甜品……老李直夸我是商家福音，败家娘们儿……我有什么办法，肚子里那个爱吃甜的啊！

桂林：到桂林后，老李开车带我去找梦想中的金银寨，开到一半，国道修路，只能绕行山路。狭窄的山路，还要频繁会车，窗外就是悬崖。我一边怕到死，一边又忍不住往下看，手不禁摸着肚皮，祈祷肉肉保佑我们。千辛万苦到了金银寨，人家在装修。好吧，走山路才是正经事。

周庄：我们背靠背，在"猫的天空"写下了明信片，收信人写的是对方，地址是同一个，寄出时间是来年3月17日结婚纪念日。到那个时候，肉肉已经出生了吧，不知道老李写的是什么呢。

看，多么宝贵的记忆。肉肉出生后四个月，我们带他去了澳门，一岁半去了香港，我总是含情脉脉地对他说，儿子，妈妈以前带你来过这里，记不记得？哦，就知道你记得，上次玩得开心吧？

好处二：缓解孕妇无聊度。

做孕妇虽然养尊处优，母凭子贵，但实际上孕妇并不是一个有趣的工种。

首先，你的朋友们树倒猕猴散，闻知你怀孕的消息，恭喜之余，多少会保持距离。你突然就变成了烫手山芋，无人接管。曾经，我想跟一位朋友一起出去玩，她居然半开玩笑地让老李签署一份《免责声明》，当场友尽。如果还有一些主动约你逛街吃饭活动的，恭喜你，你找到了真爱。

其次，孕妇能参与的活动真的很少。饭局还好些，虽然免不了各种"这个你能不能吃"的质疑。K歌：人声嘈杂，乌烟瘴气，在包间闷几小时孕妇呼吸都困难。看电影：初期怕受到惊吓动了胎气，中期胎儿有了听力怕受到影响，末期更是不能身处环绕立体声。各种运动球类：除了散步和孕妇瑜伽，偶尔可以被允许游泳，孕妇真没有什么运动项目了。

你看，没人陪、没娱乐项目，还不如把自己交给大自然，自己对自己负责，自己给自己快乐。与天玩，与人玩，与自己玩，其乐无穷。

好处三：立刻拥有自然美丽孕照。

两次孕期，我都没有去影楼拍孕照，一是觉得孕期膀大腰圆太丑，二是觉得PS痕迹太假，三是咧嘴微笑作温婉慈母状太别扭。我经常让老李在家拍点生活照。可是在家，常常蓬头垢面，萎靡不振。这就需要汲取大自然的精华，触摸名胜古迹的灵魂，重燃怠惰的激情。茂林修竹里，琪花瑶草间，不是孕照最好的场景吗？

好处四：浑然天成的胎教。

记得傍晚抵达北海银滩，我看着夕阳残照，染得海天一线温柔又炙热，我摸着肚子对肉肉说，希望你以后的人生，都会如眼前般壮美辽阔。夜晚，我和老李手挽手在银滩踏浪。海水花边一样一层层冲上脚踝。摸着肚子看着远方的星云，告诉肉肉这般良辰美景。突然，沙滩上有人放起了烟火，五彩斑斓点亮了海天。我差点落泪。我相信，碧海青天，咸湿空气，悸动心事，都从我的感官，铭刻进了肉肉的脑回。

好处五：提高孕妇的体质。

孕期大腹便便，行动不便，可依旧需要一些运动。有氧运动有助于胎儿的脑部发育，能保持孕妇的身材，还能锻炼盆肌，有利于顺产。每天绕场散步枯燥无味，旅行就是最完美的身心锻炼。研究表明，在孕期养小动物，能够提高胎儿的免疫力、减低过敏和哮喘的几率。其原理就是尽早解除过敏源，使其脱敏。孕期旅行也是一样，各方水土的轮番适应，能让肚子里的宝宝健康皮实，适应能力强。

看，孕妇走四方，好处多多，总结起来就是，旅行能让孕妇心情舒畅，强健体魄，有利于母婴健康，家庭和谐。当然，孕期是一个特殊的时期，孕妇走南闯北的同时，不能忘记肚子里稚嫩的宝贝，孕期旅行也有注意事项：

（1）交通工具的选择

旅游出行，选择什么交通工具，对孕妇来说很重要。在孕早期，三个月之内，尽量少坐飞机。因为飞机起降的加速度会引起孕妇的不适，高空气压骤变，有可能导致孕妇胎膜破裂，飞机密封的环境使机舱内的空气十分污浊，会加重孕早期的妊娠反应。

如果孕早期旅行散心，可以选择自驾、大巴、火车去周边城市。可以在座位后面放置靠枕，提高旅途的舒适度，保护腰腹。

孕中期相对安全，飞机是较远目的地的最好选择，订机票时，可以提前打给航空公司，预约第一排较为宽敞的位置。记得要带上自己的病历，如果看上去肚子很大，航空公司会让你签署一份《免责须知》，证明你的孕周属实，自主自愿搭乘飞机。这个时期出行，会受到很多的特殊照顾，机场、海关、任何排队的地方，都会给孕妇予以方便，记得要大摇大摆，点头微笑着过去哦。

孕晚期，32周至36周，需要给机场提供市级以上医院开具的健康证明才能上机。36周之后，将近足月，飞机基本就对孕妇关上机舱门了。孕晚期坐车，要小心慢行，安全带下端要放置于肚子之下，保证安全，避免早产。

（2）了解当地风土气候，做足准备

"一场说走就走的旅行"不适宜孕妇，旅行之前，一定要了解当地的气候、水土，避免落差大，引起身体不适。旅行前要根据当地情况准备衣物、行李。还要适当准备孕妇专用药，以防万一。

（3）吃住小心，休闲为主

孕期走四方，是为了缓解情绪，舒展身心，旅行以休闲度假为主，切忌行程马不停蹄，过分操劳。每个地方的特色饮食，都是当地水土的折射，可以适当品尝，但不能贪食，以免引发水土不服。

做到以上几点，你就可以携亲朋好友，开始一场特殊的美丽旅程了。相信走在撩人景致里，挺着大肚子的你比少女时代的你，能收获更多的回头率。要知道，一个神采飞扬，在美景里流连忘返的孕妇，比任何人都充满着活力和生命力！

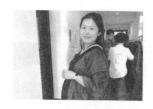

拒绝做闲置孕妇

　　生完肉肉，刚坐完月子，我就把肉肉扔给了老李，自己飞回南京，去参加研究生中期考核。坐在台下，听着同学们在讲台上傲娇地细数自己这两学期的成就，多少篇论文发表、多少实战经验、多少学校证书，听着听着，我就涨奶了，我侧脸对旁边的男班长说：我去厕所挤个奶，到我帮我说一声啊。

　　在男班长无言以对的震惊中，我迅速去厕所挤奶。回到教室，刚好轮到我。我大步流星踏上讲台，大义凛然、中气十足地说：同学们老师们大家好，我是出版营销方向的王銮銮，我在南大的这两年，受益良多，而我最大的收获就是：我刚生了个儿子，让出版事业后继有人！

台下导师们哄堂大笑。我看到我的导师燕姐，暗暗地朝我输送赞赏的眼神，我还回去一个笃定的微笑——这中期考核，八成在握了。

这女人，无论多么位高权重，一旦进入生育黄金年龄，就必须经历一场异常艰难的纠结——生，事业中断；不生，高龄产妇。不管选择哪一种，都要女人自己承担由此带来的后果。事业被鸠占鹊巢，重头再来。或者生育困难，身体难以恢复。

意外怀上肉肉的时候，我正一边工作一边读研二，大把的好前程等着我。可我终究不舍得不要胎儿，并相信这是上天的安排。考虑到怀孕期间要尽情指使老李，以及不能缺席父亲的胎教，我决定去广东待产，这样就只能牺牲事业。我忐忑不安地去单位办理了停薪留职。然后和老李，提了点特产，满脸堆笑地去学校找了导师燕姐。

当时的燕姐，还是高高在上的吴导师。我和老李扭扭捏捏地说明来意，吴导师一下子就乐了：别休学啊，用不着休学。过来人告诉你，生完孩子才真正没有时间上课考试呢，还不如趁在肚子里，修完学分，就当胎教。和老师们打个招呼，看能不能远程交作业考试，有不同意的老师，你就明年再补修这一门，研二专业课已经不多，研三几乎都是实习，这两年把学分修满，完全没问题。

我和老李惊诧地对望一眼，本以为会遭到导师"哎呀你们怎么不小心一点""这个课程不能耽误啊""你这样会影响毕业的"等暴风雨般的指责，没想到春风化雨，满满爱意啊！

有了燕姐的提点，我和老李挺直腰杆，手握B超单，在南大校园里守株待兔了一星期，逮到每一科老师都动之以情，晓之以理地讲述这个由意外怀孕带来的身不由己的故事。情到深处，声泪俱下，完美地演绎了孕期不想和老公分离又不想耽误学业那种左右为难的复杂情绪。

大部分本系的老师，都表示了理解和同情，同意远程考查我的学习。只有一两位对出勤比较重视的老师，委婉地做出了"来年再战"的拒绝。还有大外部的英语课程，因为不是本系，所以只能重修了。

就这样，这个揪心的复杂问题，简单成充满技术含量的远程教育。中期考核中因我挤奶受到惊吓的那位男班长，是我的重点拍马屁对象。我经常夸他颜帅人好，才华逼人，是英俊和智慧的化身。这样，我才能及时得到学习资讯，在需要办理各种业务时，有人跑腿。好在这十个月里，除了头三个月的妊娠反应期，我以比正常人还旺盛的精力，完成了各科的学习任务，把能修到的学分，都拿到了手。期间也不乏挺着9个月大肚子，把肚子搁在办公桌上，一边哭一边改作业的狼狈。当然，导致这种凄惨假象的原因就是懒癌加拖延症，等到快交货＋快卸货了才开始磨洋工，赶几个月前布置的作业。我一边哭，一边改作业，一边暗下决心：以后生孩子，一定要做完作业再说啊！

生完肉肉后喂喂奶、遛遛娃、磕磕碰碰，结结巴巴熬到了研三。第一学期，当我准备咬紧牙关，死守阵地，把上学年没过的学科重修过时，我又怀孕了。我收到男班长要拍摄高校信息采集照片的通知后，战战兢兢给教务处薛老师发了一封吞吞吐吐的邮件，说明了孕早期远途飞行的不便，请求能够延期拍摄。薛老师震惊了，她表示：你，你读研是表象，实际上，你是来生孩子的吧？

这次的边怀边学没有那么轻松，除了妊娠反应大，重修的几门功课，还有一个巨大的 BOSS 等着我通关，那就是毕业论文。我身在广东，查不到校园网和图书馆的一些专业资料，只能蚂蚁搬家，一点点从纸书输入电脑。得不到导师燕姐的面授，只能通过密密麻麻的邮件来交流修改。常常孕傻来袭，写着写着就不知所云，要不然就是腰剧烈酸胀，肚子被挤得发硬，只能中断，休息一阵再写。第一稿，由于专业理论和数据太少，写得过于主观和口语化，2 万字里，只有标点符号是可用的。

痛定思痛，我的主要拍马屁对象，变成了下一届的学妹。我常常夸她蕙质兰心，美貌天成，是美丽与智慧的化身。这样，我才得到了她帮我在校园内网和图书馆找到的专业资料。我推翻了之前的 2 万字，实打实重新写了一篇。

差不多磨合了半年，快要毕业答辩的时候，我的孕期已经进入了倒计时，肚子八个月大了。家里人迅速分成了两派：速战速决派、心惊胆战派。速战速决派主要就是我和老李，生完肉肉后，我完全理解了燕姐所说的"生完孩子才没空呢"，所以想放手一搏。老李的原因是，他实在受不了我一边做作业一边哭诉："就是为你生孩子我才累成了狗！"这样的精神折磨，使得他愿意全程陪同，共同见证我的毕业。心惊胆战派主要集中在三姑六婆里，他们觉得读书事小，二胎生得快，万一生在火车上、飞机上、汽车上、学校厕所里，那该怎么办？

面对质疑的声音，我问了下肚子里的皮皮，皮皮表示，一个硕士妈妈总是比本科妈妈有面子。希望初次见面，我能够以高知形象出现在她面前。

既然皮皮这么说，我和老李就放心地踏上了漫漫答辩路。怀孕八个月，已经不能坐飞机了，我们订了 16 个小时的卧铺火车，和两位商务男士共处一室，我挤在狭小的卧铺里，一夜无眠，听着火车"况且况且况且"结巴着到了南京。

到了南京，就是紧锣密鼓地准备论文，我坐镇家中，指挥着老李学校、打印店、文具店四处奔波。答辩那天早上，还要亲自挺着大肚子，到打印店排队打论文。一切准备就绪，终于迎来了激动人心的答辩。

我特地穿了一条特别显肚子的红色瘦身裙，坐在离答辩小组不远的地方，推开前后的桌椅，空出肚子的位置。当听到答辩小组的老师点评其他同学时说：你的 122 页有点问题，我愤怒了，翻翻自己的论文，总共才 47 页。这位 122 页同学需要这么拼吗？再看到别的同学的 PPT 各种装饰美图，做得美轮美奂，高级转换，滑入滑出。不得不说，这种华而不实的同学实在是太有心计了，注定和我做不了朋友。想想自己的 PPT，白纸黑字，老老实实，这么呆萌的 PPT，老师们会鄙夷的吧？

事已至此，只能拼悲惨和梦想了。轮到我上台，我叉着腰，大腹便便地走了上去。除了阐述了论文的内容，还诉述了如何克服重重困难，坚持和同学们一起毕业的决心。老师对我的论文进行了批评性的指导，我面带微笑，悉数全收。虽然我的论文写得差，但我的态度端正，满怀诚意啊！下台后，我问老李怎么样，他不咸不淡地说：还行。

所有同学答辩结束后，公布答辩结果。虽然我的论文评价不高，但，通过了！我激动得肚子都痛了，转头看到老李一副如释重负的样子，他悠悠地对我说：幸好你大肚子有同情分，要不然你怎么过啊？

答辩顺利通过，约我的学妹庆功吃饭。学妹问我对她的职业规划有何建议。我笑眯眯地说，我有一个认真的建议：你可以在剩下的一年里，和你男朋友领证结婚，然后生一个孩子。这样当你毕业的时候，就直接是一个已婚已育，有学历优势的职场抢手货。在读期间喂奶、带娃、读书三不误，时间宽裕，还能给胎儿文化熏陶，天然胎教，还能开动脑筋，抵御孕傻。虽然累了点，但如此一来，啥都不耽误，还白捡一孩子，多划算呢！

很多女人都和我一样，一旦怀孕，因种种原因，闲置在家等卸货。经常看到孕妇论坛此起彼伏的无聊叹息，整天无所事事，不是吃就是睡。长时间的空虚寂寞冷，加上孕激素作祟，闲置孕妇很快把注意力集中在了鸡飞狗跳上，疑神疑鬼查老公手机，翻来覆去臆想婆婆的随口一句，甚至主动挑起各种家庭斗争，以此挨过漫长的40周。

9个月，可以做很多事，纠结于家长里短，在无聊透顶里消磨孤独，还不如给自己充电，考个导游证、记者证、普通话证之类，上个函授、兴趣班、研究生等等。从我自身的经验来看，你的孕妇身份不但不会成为负担，还会为你获得更多的关怀和帮助。9个月就在学习和思考中度过，直到孩子出生，你会感受到自己仍然踏实地行走在人类社会里，并未掉队或消失。充实和自信会为你的重出江湖摇旗呐喊，奠定基础。好好学习，天天向上，拒绝做闲置孕妇！

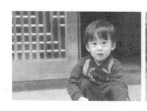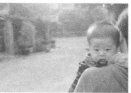

亲爱的宝贝，
请让我这样叫你

在我的人生道路上，当我踏上漫漫求学路时，就一直赫赫有名。这个有名，真的源自于"名"。

我叫王銴銴，别皱眉了，我知道你不认识，不仅你不认识，我要是不叫这个名儿，我也不认识。

从幼儿园到硕士，没有一个老师点名的时候不卡壳（少数有心机提前查字典的除外），我的姓氏笔画又少，无耻地霸占点名册前几位。有的老师觉得自己感情受到了伤害，自欺欺人，固执地从点名册末位往前点名。有叫王釜釜的，有叫王金金的，有叫王星星的，我只能在同学们的哄笑声中，站起来弱弱地反驳：老师，那个字读"yín"。

从此以后，我遭到了惨烈的报复，老师们动辄翻我牌子，喊我回答问题。苍天大地，我明明不叫杨伟，也不叫卫申京，可我这个生僻名儿还是让我幼小的心灵蒙上了 PM 值爆表 500 的阴霾。

在那个比尔·盖茨还是世界首富，乔布斯还在拍动画片，张朝阳还没创立搜狐的年代，五笔输入法和拼音输入法狼狈为奸，垄断了输入法。我的鎏是一定肯定以及确定没有的，所以我自觉减少跟政府部门的交涉。人民公仆翻来覆去找不到我的名字，烦躁地从窗口丢出一个狠狠的白眼。排队的人民群众最后都自觉排成了围观队形，并七嘴八舌地抱怨名字这么难打就排在最后嘛。

再后来，搜狗拼音和智能手机拯救了我，我终于不再是别人手机上的"王金山、王淫淫、王××"，也终于明白因为名字受的委屈，应该全部记仇在我爸妈身上。对于这一点，我爸妈表现得异常淡定："也没什么特别的意思，就是算命八字缺金，随手翻的字典。"

根据我对我拜金亲爸的了解，情景再现应该是这样的：瞎子掐指一算，女儿啥都有，就是缺金。我爸一听，这怎么了得，缺什么不能缺金啊，连夜翻字典，众里寻它千百页，终于找到了最财大气粗的字——"鎏"。缺金是吧，给你搬两座金山！

苦什么不能苦下一代，同样的惨剧绝不能重演。从怀孕开始，我就苦思冥想，一定要给肚子里的娃取一个响当当、亮晶晶、香喷喷的好名字。

老李对取名儿这件事儿完全呆萌状，他觉得阿狗就不错，旺财也很吉祥，再不行宝宝也好，通俗大气！这事儿就得完全靠我这个二逼文艺妇女了。首先是小名儿，小名儿一定要亲切可爱，让人听得心怀歹念，想要一口吃掉他。小名儿也会勾起孩子长大后，回忆家庭温暖的部分，肩负重任。最后还要顺口，要让结巴大舌头都能喊出来 so easy。

　　某天我懒散地起床，气定神闲地打了个哈欠，然后打了个冷战，我抓住老李激动地说：你说叫它"哈欠"怎么样？这样以后出去散步，碰上熟人，人家问最近在家干吗呢，我就回答也没干吗，在家吃吃喝喝打"哈欠"。老李不解。我咂巴一下嘴：怎么这么笨呢，你不觉得这样回答显得我的生活像少奶奶一样安逸舒适吗？！

　　这个小名儿在老李还没整明白之前，就被我自己推翻了。我主要考虑到它的后续性不强，老大叫"哈欠"，老二就得配套叫"喷嚏"，万一还有老三，老三多委屈啊，只能叫"嗝"了。

　　某次游山玩水，我想叫他"奔奔"也不错，充分体现了他在胚芽时期的旅游状态，显得见多识广。可又觉得奔奔隐约暗藏着一生劳碌奔波，颠沛流离的隐喻。舌头稍不留神，就会发成"笨笨"，我的智慧基因坚定地对我说：no!

　　小名儿这事儿就被搁置了，我们暂且叫那个肚子里拳打脚踢的半兽人"皮怪"。

　　某个夏天的清晨，清新明媚，前一晚我忘了拉好窗帘，阳光偷翻进来，温柔地挠我脚心，我浑身酥痒地醒来。转头看老李，他还延续着夜晚的酣甜，做着看起来不错的白日梦。我静静地躺着，听到万籁苏醒，互相招呼的清脆笑声。突然，窗户笃笃笃响起来，惊着了我和老李。我们对视一眼，都很恼怒，如此没有社会公德的邻居，应该鞭刑。过了一阵，笃笃声又起，孕妇的暴怒激素腾地一下上来了，我踢了老李一脚，让他去骂街。

老李蹑手蹑脚挪到窗口，揭开窗帘往外探头，他居然笑了，还用手招招我。我爬起来跳过去，老李把手放在嘴边神秘地嘘了一声。我满腹狐疑伸头张望。

飘窗外，两只小鸟不停地飞来飞去，用嘴巴撞击着我们的飘窗，小头点点，大眼眨巴。最重要的是，它们俩太肥了，短小的翅膀使劲儿扑腾，都扇成隐形的翅膀了，看起来，就像两个带尖嘴的球形物，在飘窗上练习蹦床。我忍不住兴奋地放声高喊：看这两只肉肉啊！两只小鸟闻声掠走，消失在夏日清甜的早晨里。

从那以后，经常有肥鸟撞入我们清晨的梦境。我常常闭着眼睛，听那笃笃笃的撞击声，笑眯眯地跟老李说：肉肉们又来了。

小鸟们肥厚的憨样激发了我泛滥的母爱，路上的一只小奶狗，一朵刚露尖角的嫩芽，一个歪鼻斜眼的公仔，我都指着它们大喊：看那个肉肉！因为它们都胖乎乎，肥憨憨，天真娇嫩，仿佛入口即化，有着等待人先好好疼爱，再狠狠蹂躏的小贱样儿。某次皮怪又在翻江倒海，我努力分辨着他的小肥脚，小胖手，还有小屁股的来回扭动，突然意识到，最可爱，最合适，最形象的名字就是，肉肉！

经过几天的试用，这个名字终于没有被推翻，我触及这个拈来的名字，内里蕴涵的爱意——小狗小猫，麻雀蛇蚁，世间万物，都来自母亲的孕育。从胚胎到诞生，成长到死去，无论形态如何变化，它都曾是，或者永远是，母亲身上掉下来的那块肉。而孩子的每一寸灵与肉，都由父母的血肉皮毛幻化而来，是它们一生的蚀骨烙印。配套的名字系统随后也完备建立，老二就叫皮皮，是我们的皮肤，老三就叫毛毛，是我们的毛发，如果还有老四的话，就委屈点叫丁丁吧，只剩下指甲丁儿可以变了。我和你们的爸爸，把我们的身体，我们的骨肉，我们的灵魂，都变成你们，也都全部赠予你们，为你们一生做最初的护航。

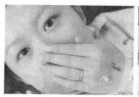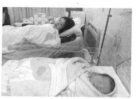

下蛋选好窝，
生娃选好地

　　我有一个一米五几的朋友，身材娇小到可以盘腿坐在她老公大腿上打牌。就这么小一只，顺产了一枚7斤4两的男娃。据说已经疼出了境界，疼出了幻觉，以至于事后选择性失忆，惨痛的生娃一段完全断片儿了。生完一个月，小屁股小腰居然穿不下她一米八五老公的裤子了。

　　我听得浑身哆嗦，你为啥不跟医生说你要剖呢？你这小身板儿还坚持顺下来真是人间有真情，人间有真爱啊。朋友无奈地说，医院根本不理你，就把你扔在那里哼哼，哼大声了还要鄙视你没见过世面，生孩子就是这样的！病床的栏杆都要被我抓烂了。一排几个产妇，集体哼哼，跟屠宰场似的。我脸皮薄，只能忍着不吭声，心里想着生完先杀护士，再杀医生，最后杀老公。

她的杀人步骤十分有条理，自己都忍不住笑了，笑完问我：你选好医院了吗？

由于我怀孕是突发事件，赶上办婚礼、暂停工作、广东江苏两地奔波，还要见缝插针，到处游山玩水。初期产检都打一枪换一个地方，在哪里生完全没有定下来。

借着妇产科医生朋友婷婷的关系，我在上海妇幼插队做完了大排畸。之后，婷婷语重心长地跟我说，你还是要把医院定下来，我不知道广东怎么样，反正我们医院是不收"三无孕妇"的，你在内地还想学双非孕妇闯产房啊，谁理你。

婷婷狠话一撂，我就紧张了，开始物色医院。首先，抱着不能一个人辛苦的小农心理，我坚定地把生产范围定在了广东省内，这样老李就可以鞍前马后伺候，又不会影响工作。我特别不能理解那些回娘家养胎生娃的女人，这是怎样的奉献精神啊，把生儿育女的重任拍拍胸脯，全程包揽。你的"呕吐呕吐，失眠午夜深处"，他都眼不见为净，心安理得地享受怡人清静，觉得生娃就是女人的天职。

你那么坚强、那么能干，将来就不要埋怨老公做甩手掌柜了。男人跟娃儿一样，贤妻多败夫，不能宠。我从怀孕一开始，就用种种惨绝人寰的颐指气使通知老李：娃是我生的，种是你的，要想坐享胖仔，就要付出殷勤的劳动。

另外，广东作为用生命在吃的省份，食材药材品种丰厚，坐月子精细讲究，最大程度传承了中国古方坐月养生，这种文化碰撞，一定要切身体验。

大方向定了，去肇庆妇幼溜达了两圈儿，心灰意冷。全中国的公立医院都是这样，人头攒动，兵荒马乱。病人灰头土脸地排队，医生心烦气躁地看病，开单检查、直接开药、病人多问一句都觉得对牛弹琴，无法沟通。站在妇幼门口长吁短叹，作为医患双方，设身处地都无可奈何，谁让中国人那么多呢？

尽管对医生的身不由己抱以理解，但中国产妇的待遇，我不能忍受，甚至无法脑补场景。无数的顺产日记，和过来人的阐述，让我望而生畏，退避三舍：产房没有床位，被责令回家，等疼到规律再来；要在过道加床，无人陪伴；痛点低的产妇哼哼唧唧，遇上值夜班昏昏欲睡的医护，会受到不耐烦的嫌弃；你只能咬紧牙关，大汗淋漓，疼到最后一刻，自己挣扎着爬上产床。最重要的是，全程你都光着下身，和别人共处一室，任何医护都能来替你检查，甚至有可能被当作实习生观摩对象，拿你最隐私的部位实体讲解。

在医护眼里，这些都是稀松平常的事情，生孩子只是动物的繁殖过程，是科学也是自然。任你锦衣华服或衣衫褴褛，躺在产床上，你就褪去了社会属性，只剩下动物属性。我想，男性比女性更加自信更加理性的原因之一，就是他们一生当中，并未有这样的一个时刻，强烈意识到自己被动物性擒获、钳制、无法挣脱和抵抗，丧失了为人的高级，高贵、无法思考和言述。

经历了繁衍过程，女性会对造物主顶礼膜拜，一切真挚的爱恋，肉体的欢愉，家庭单位、社会结构的缔造，只不过是青蛙抱对前的鸣叫，孔雀交尾前的开屏，雄狮交配前的斗殴，都是为了物种生生不息的繁衍而制造的假象，是人类自以为是的高尚。女性的感性和母性，都是受到了造物主的柳叶点水，方才大彻大悟，对世间万物平添了一份妇人之仁。

我把选医院这件事儿独自在大脑里上纲上线到哲学、自然、社会科学，顿时觉得女人的弱小无助、孤苦伶仃。这种一辈子只会经历一两次的痛苦，难道不应该给自己一个好一点的环境吗？一种悲愤的心情轰炸着我，我跑到老李面前一字一顿地说：我要选个私立医院！

面对我莫名其妙的怒火，直男老李困惑了。

我想了想说：是这样的，我怕我疼起来，公立医院谁态度不好，我就会打谁，影响不好。

老李认同地点了点头。

肇庆是二线城市，没有私立医院。我们方圆百里筛选后，锁定了广州三家医院。

第一家医院坐落在广州闹市区，装修金碧辉煌，一看就财大气粗。一楼是酒店大厅般的咨询台，咨询小姐 Lucy 带我们参观了医院。参观过程中，一直在强调时间的紧迫，床位的紧张，并告诉我们顺产 × 万，剖腹产翻倍。接着，直接带我去见当班的主治医生，满头银发的主治医生看起来很有经验，问了我的预产期，不容分说地给我开了化验单，严肃责怪我说，你都到这个月份了，还在拖拖拉拉，赶紧去检查。我接过化验单就惊呆了，有一种被碰瓷的感受。在 Lucy "没钱就别来咨询，浪费老娘时间"的脸色中，我拖着老李拔腿就撤。

两年之后，无意间看到新闻报道：难产产妇家属大闹该医院。当初没有选择他们，是因为他们赚钱的目的太明显，引起了我的反感。当我生完孩子，积累了大量的医学常识后理性来看，完全私立的专科妇产医院并不是个好选择。对于大部分产妇来说，生孩子是一个生理过程。剖腹产也是一个并不复杂的手术。但，产床上是瞬息万变的，大出血、并发症，甚至羊水栓塞、胎儿窒息等突发情况来临，并不是产科能完全处理的，需要内外科、麻醉科、儿科等专科的专业救治。在私家妇产科医院遇到这种情况，就需要转院抢救，浪费了黄金时间，往往酿成惨剧。

对比之后，我对第二家医院心生向往。医院身处市区，周边配套设施完备；综合医院，实力雄厚，可预防各种突发情况；家庭式产房，直接在病房顺产，医护来房间服务，家人可陪床；收费适中，性价比高；预约产检，不用排队，检查前一天护士会打电话确定时间，家人还可以陪同产检，让老李看到B超时胎儿的手舞足蹈，是多么重要的亲情参与啊！

四下巡视后暗自下定，听到护士说看看档期，心惊胆战。吊儿郎当的孕妇孕气不错，赶上了10月份的最后几个名额。周医生翻着我来自全国各地的产检单，抹平，大大小小地整理好，订在一起，屡次拿眼瞄我。

我不敢接茬，抬头四处张望，用意念回复：本少女就是这么淡定！莫钦佩，钦佩让人膨胀。

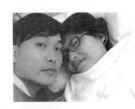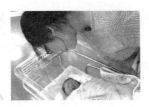

孕妇社论：
粤港生产之我见

　　本着生出精彩、生出专业、生满亚洲、生遍世界的精神，两次生娃，我选了不同地区、不同社会体制、不同属性的医院，生下了两个性别不同的娃。以身试产，用实际体验发现、研究、剖析两家医院的异同之处，以此得到更全面、更先进、更优良的孕产知识，馈赠大家。别叫我红领巾，我退团了。

　　肉肉的预产期是 10 月 10 日，次次产检都偏大，医生警告我娃随时都会出来。于是提前 20 天，我爸妈就从江苏赶来了，一家六口其乐融融过完了中秋，眼看就要跨入国庆，肉肉还是觍着老脸毫无动静。

　　10 月 1 日举国欢庆，我例行产检，全家人都轰轰烈烈地到场了。

医生检查完一脸严肃地扔给老李一张缴费单：羊水偏少，胎盘三级钙化，有缺氧危险，胎儿还没完全入盆。住院，你去缴费吧！

莫名其妙缴费的老李，莫名其妙换上病服的我，莫名其妙还在参观病房的爸妈们，组成了莫名其妙肉肉待产小组。

孕晚期羊水偏少的原因很多，排除胎儿先天性肾功能障碍、脐带病变、羊膜不全等，我觉得我羊水偏少的原因是胎盘已经三级钙化，供氧力不从心，导致肉肉在肚子里有些缺氧，流入肾脏的血液减少，尿尿就少，而孕晚期羊水的主要来源就是胎儿的尿液。幸好，这并不是致命的大问题，进了医院，我就像住进保险箱的一根金条，安全了！

接下来就是挂补液补充羊水，一挂就是三袋，手上挂着，嘴里还要拼命灌着，不停喝水。我穿着碎花小病服躺在床上，开始叨叨叨抱怨老李，要不是为了给你生孩子，我会受这种罪等等。这是我人生第一次住院啊！家庭式产房发挥了缓解情绪的功效，房间有卫生间，有电视机，有沙发床可以陪护，窗帘都是粉色萌萌哒，心情慢慢平复下来。

临睡前，医生来查房，手把手教我做深蹲动作，有利于胎儿下盘。语言分解动作就是：背部靠紧墙壁站好，两脚分开与肩同宽，两只手臂呈僵尸状前举，然后弯腿下蹲、站起、下蹲、站起。做了几个深蹲动作，我的大腿酸胀膨胀，只能扶着墙站起来。咬着牙继续坚持，我要尽力让肉肉早些下盘，早些发动，才能让他彻底脱离缺氧的危险。

临睡前，我摸着肚子对肉肉说，都说你是来报恩的，你看妈妈今天手都挂肿了，你自己看着办吧！

佛教认为，今生的子女必定是前世所因，有些来讨债，有些来还债，有些来报恩。我怀孕的9个月里，什么折磨都没受过，行动利索，口无禁忌。身体发肤也未变形，而且不喜吃荤，善心笃定。所以我觉得，肉肉是个来报恩的乖宝宝，我相信他会以很心疼我的形式来到这个世界。

2号早晨，起来上厕所，发现见红了，我喊来老李，对着马桶里一丝的殷红大呼小叫。医生来查房时，摸摸肚子，很惊讶地说，入盆了，还下得很低。转头对旁边的护士说，你来摸这胎位多好。临走拍拍我说，加油啦，争取今天生掉。看来昨晚的深蹲动作立竿见影了。

一整天，我都在等待疼痛的来临，对一个矫情的有受虐倾向的产妇来说，那种紧张又期待的心情真的好过瘾。每次查房，我都孜孜不倦地问护士：为什么我肚子还不疼？我到底什么时候能生？

护士眼含笑意说：有你痛的时候。被我问烦了，笑意完全变成冷笑：你这初产妇吧？没那么快！有的人见红一个星期都生不下来呢！

我一颗盼疼的心被浇了一盆冷水。既然还早，我就悠闲地洗了个澡，反复洗了好几遍头发。中午，周医生给我做了B超，B超显示我的羊水充足了，肉肉头也完全入盆，但宫缩并不是很强。

10月的广州，阳光明媚，下午挂完水后，夕阳正好，枝枝蔓蔓的树影懒洋洋在我床头晃荡，我突然觉得这样的温柔惬意就快后会无期了，赶紧拉着老李的手，下楼进行了极其浪漫的医院一圈游，还捧着肚子在医院的喷水池前深情留念。水波粼粼，水声呢喃，我靠着老李的肩膀，来回端详着拖鞋上"产房"的字样。在这偌大的医院里，唯一散发喜悦又充满希望的地方，就是妇产科了吧。

回到病房，例行胎监，查房。晚上我们一家还进行了晚餐、茶话会、打牌等一系列震惊医护的活动，估计她们都是同一个画外音：如今你嘚瑟，且看你生时！

庆祝活动结束后，爸妈都回去休息了。我和老李挤在陪护床上无烛夜谈。内容无非是我十分伤感地说，哎呀，二人世界要结束了，我好难过。老李安慰我说，不会的，我会爱你多一点之类。两个人翻来覆去说了些安慰彼此的话，还是睡不着。宫缩有条不紊地开始了。老李拿着手机抱着我，帮我记录宫缩的时间和间隔。数了大概两个小时，没有太大进展，疼痛尚可忍受，但也没有忽略到可以入睡。

这一晚就在我的紧张中一夜无眠。老李眯了三小时就醒了，那时我已经有五分钟一次的宫缩。清晨，周医生给我做了传说中的内检，也就是爆菊。她检查后淡淡地说，一指半而已，早呢。然后嘱咐我，早饭吃饱点，因为打无痛之前六小时不能吃东西。我怀着吃饱了好上路的悲壮心情，把肯德基、麦当劳、粥粉面等垃圾食品吃了个遍。

中午，宫缩频率开始密集，护士来给我内检，她采取的是阴检，其实这比肛检要容易接受些，比较不容易有被强奸的感觉。结果依旧是一指半。看来，这初产妇生孩子，真不是影视剧里的一痛就哇哇大叫，然后就生出来了。

一直到下午两三点，我都没啥进展，太长时间没有进食，医生让我索性吃饱饭储存体力。吃过饭老李决定拖我去爬楼梯增进产程，爸妈也跟着护驾。一下楼就看见一辆车牌为RO303的甲壳虫，我们刚好住在303病房准备生肉肉。好像得到了神的召唤，我开始剧烈疼痛。在我面部扭曲前，我转头让爸妈回病房等着，因为我不想让他们看到我疼的样子。老李拉着我一步一停往喷水池走，我渐渐已经疼到直不起腰，示意老李要回病房。

一转头，看到爸妈远远地站在楼底，他们怕走近了被我赶回去，就那样远远地看着我，那是我从未见过的样子，糅杂着不舍的心痛、无能为力的无奈、恨不能替代的纠结。那个远远相望的画面，像一幅无框无裱的油画，向外弥散蔓延着他们二十几年的守护，和那时的疼痛一起，一笔一色染在脑海里。

回到病房，我已经疼得说不出话来了，一位好心的助产士进来安抚我，让我抱着椅背倒坐在椅子上，让老李两只手，从我的背部往腰部柔力按摩，减轻疼痛。接着给我普及知识，分散我的注意力：不同的产妇会有不同的疼法，有的是腰疼，有的是肚子疼。开始我很感激她，还会强忍疼痛跟她简短交流。她像发表演讲一般滔滔不绝，我的疼痛已经疼到不能以人的意志为转移了，我只能蒙着头掉眼泪，当她告诉我有的产妇疼起来脾气很大，谁碰跟谁急时，我真的很想告诉她：那种产妇就在你面前！快要变身了！

这位好心的助产士还出门给我拿来了瑜伽垫和瑜伽球，躺在瑜伽球上按摩腰部，可以缓解宫缩疼痛。我已经疼得开始飙泪，无法动弹，只顾得上宫缩来时抓椅子，抓老李的手。

医生和一堆助产士闻痛讯来检查，这个时候我才知道，昨天早上那点根本不是见红，那是烟雾弹，现在涌出的坨坨血块才叫见红。她们看到鲜血兴奋地说，这才有点意思嘛。造物弄人，尽管此时我已经开了两指，但由于我刚刚才吃过饭不能上无痛，只能躺着干疼。

还要等六个小时的我接近崩溃了，那时我已经两天一夜没睡觉了。医生决定给我打一支杜冷丁让我冷静下来，争取睡一会儿，保存体力。我们偷偷上网确认杜冷丁对胎儿无害后用了药。看过一些不太愉快的医患事件，所以我们在医院的前两天都宁愿怀着小人之心，谨慎地接受医生的建议，而之后的事实证明，我们确实小人之心了，我相信大部分的医护都是医者仁心。

很快我的疼痛变得轻浮起来，老李的耳边细语都好像是从远处飘来。我终于能够松一口气。杜冷丁药效维持了两个小时，我意识模糊，但始终没睡着。宫缩比原来更强烈了，我让老李喊来医生，希望能够早点上无痛，医生说原则上要六小时，否则麻药副作用会造成产妇呕吐。恋爱中的女人是不理智的，生产中的女人是泼妇，我强迫医生给我上无痛。

麻药医生在前面一座楼，他走了多远的路，我就骂了老李多久，终于等到他来了，例行让家属签一份责任书，我那不怕死的老李还从头到尾仔细看一遍，我在心里已经撕碎他几百次。

我所用的麻醉学名叫椎管内麻醉，就是在你的背部脊柱中线腰椎之间，打进麻药麻醉下半身，一般用于剖腹产，但剂量小，产妇还有宫缩的感觉。

　　麻醉打完，我的下半身开始发热，疼痛也开始缓解。我的背上被装了一个遥控器挂在胸前，如果感觉疼痛难忍，可以自己手动增加麻药量。

　　熬了不知多久，我的助产士出现了，原来她就隐藏在刚才那些围观我流血的助产士当中。我问她，一会儿生的时候不会关掉麻药吧？她坚定地说不会。我顿时整个人都松懈了。

　　接下来就是阵痛，助产士让我侧着身子用力，调整胎位，因为肉肉是右枕前位，她让我侧身的同时，也伸手进去调整胎位，试图把胎位调整成最利于顺产的左枕前位。胎位调整完毕，医生终于登场了。助产士让我把脚打开，准备人工破水。这个时候，我恳求她给我导尿，其实因为麻药的作用，我已经感觉不到尿意，但我实在不能接受自己一会儿有屎滚尿流的可能。助产士依了我。

　　我一直在安慰自己，这点痛已经很好了，想想人家没上无痛的，怎么就不能坚持呢？医生和助产士边接生边聊天，突然说漏嘴，原来我侧身调整胎位时就已经关掉了麻药。因为怕麻药影响产妇感受宫缩，配合医生。人在砧板为鱼肉，我只能指责她们是骗子，心情却出奇地好，因为知道真实的痛原来也就如此，人生还有什么艰难怕拆穿？

　　人工破水，疼痛加剧，那种疼痛，我现在回忆起来已经很模糊，似乎疼得不真实，只存在于当时。助产士开始教我用力，周医生却制止了，她说有的人生孩子天赋异禀，一教反而不会了，她让我手脚上架，然后自己用力。事实证明，我就是那个天赋异禀的产妇，生孩子就是脚往下踩，手往上提，有点像和世界拔河。

从开始批准用力到生出肉肉，我大概只用了三四次力。助产士都没来得及侧切，肉肉就喷了出来。我听到细声细气的一声咳嗽，然后肉肉就闪亮登场了。助产士把他抱去测身高体重，接着抱给我看小鸡鸡，给他上了一个跟我一样的手环。然后到旁边的温床吸痰，整理脐带，擦身包褴褓。

从他出生到助产士回头给我娩胎盘，我一直盯着肉肉看，他哭得很嘹亮，持续时间很长，但长得尖嘴猴腮，很难看。后来他不哭了，一只手抓抓头，一只手放进嘴里，好奇地盯着温床上的灯。这就是我的儿子，在我肚子里住了九个月，一分钱租金没交的儿子。

生完已经是深夜，麻醉师下班了，助产士就顺势没摘麻药，可以缓解伤口的疼痛（虽然无侧切，但有撕裂）。产后要尽快排尿，提醒膀胱该工作了。麻醉的作用，加上膀胱被长期压迫，隔了很久我都感受不到尿意。我坚持要老李扶我去厕所找找感觉。到了厕所，我觉得脑子一热，呼吸一紧，忙跟老李说了一句：老公，我可能要晕了。然后就真的晕过去了。助产士、我妈、老李手忙脚乱把我搬上了床。虽然两分钟后我就醒了，肉肉还是被助产士抱去护士站照顾，我失去了绝佳的刺激泌乳时机。顺产不是万能的，顺产也会元气大伤，生产当天一定要平躺休养。大小解，只能在床上用各种方式解决。生孩子的女人，当自己是雌性动物就释然了。

总体来说，我的第一次生产经历还算愉快，特别是医护的热情负责、和风细雨让濒临绝望的产妇抓住了救命稻草。但是，仍旧有一些公立传统大医院残留的恶习，比如，妈妈开奶前，会自然而然给婴儿喂奶粉。

不太考虑产妇的隐私和尊严，会带实习生观摩参观你的隐私部位。主治医生位高权重，整场只会站一边指导，不会亲自上阵接生等等。在社会主义医疗体制下，对比其他医院，肉肉出生的这家医院已经改良了很多，在生产环境和生产氛围上，相当不错。

生妹妹之前不久，才拿到了准许在香港生产的证件。我和老李在香港没有居住地，只能选择私家医院。我看了几家私家医院的价格套餐，心血尽失。想着一辈子能生几次孩子，反正都是贵，咬咬牙，索性选择了香港最好的私家医院。交了定金，还订了公寓，就等着足月住到香港待产。可往往人算不如天算。

妹妹是我上辈子的小情敌，所以整个孕期没给我什么好脸色，比起怀哥哥时风风火火闯九州的孕汉子，这次我很明显地颓败了，腰酸背痛脚抽筋、头疼气短身无力。我这才明白，怀哥哥时翻着跟头嘲笑别的孕妇体弱矫情，是多么站着说话不腰疼的事儿。

不得不提到一位远方的朋友，千里之外指引了我的生产之路。这位神棍精通六爻预测，在我足月前一星期给我摇了一卦，然后摇头摆尾，神秘兮兮地说："6天后就生了，早点准备吧。"

虽然心存疑惑，但强迫症迫使我开始打点行李、心理建设、观察胎动，并给丝巾阿姨提前放假两天，为后面的月子做准备。因为，无数的过来人、专业书籍、江湖传说铺天盖地告诉我：生二胎太快了！会生在路上、麻将桌上、马桶盖上。这种草木皆兵的行为遭到了老李的嗤之以鼻：看你长得那么洋气，内心还是一个农村妇女，这种事能这么迷信吗？

丝巾阿姨放假后，我妈大包小包欢天喜地地来了。尽管有我妈的劳力缓解，但肉肉正值猫狗嫌的年纪，家里5个人轮流带两小时，才不会导致双方感情破裂。到了晚上，也只能是我和老李哄他睡觉。哄睡不难，难的是他半夜醒来发现身边躺着的不是他的真爱丝巾阿姨，心碎一地，号啕大哭。通常要抱着他不停打转半小时，才能抚慰他对人间的绝望。

丝巾阿姨回来的那天下午，全家人欢呼雀跃，结伴去超市庆祝脱离苦海。我妈逛水果摊时老盯着我让我买榴莲，并说：快买点吃，再不吃马上生了就吃不到了。说时迟那时快，当下我就觉得肚子隐隐不适，狠狠地甩了我妈一句"乌鸦嘴"，但是还是有些心虚，因为第二天就是神棍所说的"第6天"。

吃晚饭的时候，我感受到了明显的宫缩，对于二度怀孕的专业孕妇来说，虽然此时的宫缩并不疼，但还是能判断出来不是诈和：和大姨妈前的不适感相似；规律10分钟一次。为了不被老李骂封建迷信，我观察了1个小时，确定规律宫缩并没有消失，并开始缩短到8分钟左右一次。这才当机立断，合上早就准备好的行李箱，马上出发。

开车去香港的路上，我、老李、婆婆，都十分紧张。我的紧张来自我正在和我的妇产科医生朋友聊天。首先，我表达了我的疑问，为什么这次宫缩来得如此如梦似幻，一点征兆都没有。没有见红，也没有破水。她说，因为是二胎，宫颈已经一体，不需要扩张，所以没有见红。然后她开始讲述一个"也是二胎两点痛，四点就生在车上，五点才到医院"的惊心动魄故事。经产妇的身体已经对生产有了记忆，所以宫缩会比初产妇强烈，产程也会加快。我掐指一算，我都已经规律宫缩两小时了，去香港还有三个小时，顿时紧张得脸部不自觉微笑。

老李的紧张来自于他是司机，开快怕颠到我和小情人，加速产程，开慢怕赶不及，内心挣扎纠结，一转头又看到我皮笑肉不笑的哭丧脸，这一晚简直成了慢性子老李人生中最着急的一晚啊。

婆婆的紧张来自，啥都没准备，这香港去哪里买小米煲粥啊？

我们就这样各怀鬼胎（我是人胎）地到了关口。过了关，我整个人都松懈下来，这会儿能保证妹妹是香港小姐，生在车上也不错，省钱、环保，还赶上香港回归纪念日。

老李和婆婆也松了一口气，此刻我的宫缩开始密集，大约5分钟一次，但疼痛并没有加剧。我决定先回酒店做一件和生孩子并驾齐驱的大事——洗头！此时不洗，更待何时？洗完头，宫缩还是不痛不痒，我们决定再做一件和生孩子不分伯仲的大事——吃垃圾食品！过了这村，再路过这店，就要等到漫长的月子过后了。

走在铜锣湾，霓虹微醺，夏风抚身，这最后的狂欢势必要找一家米其林了。一番寻觅后，我们进了一家全球知名连锁西餐店——麦当劳。好吧，凌晨两点，也只能将就一下了。喝足了冰可乐，啃够了汉堡，我一看时间，已经接近3点，淡定地点点头说，嗯，现在可以安心上路了。

老李说为什么现在可以去了，我说废话，这个点肯定不收1号的住院费了。

路上我俩手牵手讨论妹妹的大名儿。老李灵机一动说，就叫王回归吧？香港回归嘛！我还没来得及惊诧，他又修改了：不好不好，把回字去掉，就叫王归吧。我狠狠瞪了他一眼：你才是王八，你全家都是王八！

有了冷笑话的热身，气氛舒缓了一点。我问老李这次较上一次紧张很多，是不是因为她是小情人。老李说，因为上一次是产检直接被留下，反正都在医院了，心里踏实。这次简直就是惊险刺激，前途未卜啊。聊天期间，我拒绝坐天桥电梯，特地爬上爬下，抓住最后一次机会锻炼盆肌，因为妹妹到了这一刻，还没有入盆，宫缩也是持续有气无力。

我和老李拎着行李到了医院，一出电梯到前台，两个姑娘（香港称护士为姑娘，总有种身处武侠小说的感觉）很热情地找出了我的资料，并带我们进检查室。我进了检查室内室查开指，老李在隔壁填表格。

姑娘给我做了内检，即使是个专业孕妇，还是对被捅菊花十分不爽。内检的结果只开了一指半，宫缩虽然已经规律频繁，但是力度不够，时间不长。生肉肉时是初产妇，开一指用了一天一夜，而这次，仅仅用了五个小时。

和老李一起填表格，厚厚一沓，事无巨细，姑娘都问得清清楚楚。除了常规问题，连有没有假牙、吃什么过敏都问到。默默地想，莫非有人生孩子痛到咬碎牙？姑娘说，这是为了医生在用麻药的时候做一个参考，因为麻药有时候会和假牙里的某些金属发生化学反应。问吃东西过敏是和后面住院餐有关。这一沓表格，清楚规范地记录了每个产妇的身体状况、过往病史。使得医生能够一目了然产妇的基本情况，安全高效。这让我想起了生肉肉时，医生把过往病历看完，不但很辛苦地把我从脑海里辨识了一遍，他自己的字都辨识了好一阵。在第一口母乳的问题上，和内地直接喂奶粉不同，香港医院会征求父母的意见。姑娘问假如生产后妈妈上奶慢，给新生儿吃奶粉还是葡萄糖。肉肉脆弱的肠胃就是在这个问题上栽了跟头，我果断选择了葡萄糖。

　　填完表格，我们就由一位阿姨带着去病房安顿下来。病房不大，但干净整洁，床头一排高大上的按钮，弥漫着一股资本主义高科技的味道。姑娘进来给老李拿了陪床床褥，并告知，现在已经凌晨4点，所以昨晚的陪床费就不收取了。我非常得意地朝老李挤眉弄眼。之后就是护士来做胎监，胎监显示宫缩力度还是不够。我开始有点疑惑，说好的二胎很快呢？护士表示生孩子这件事瞬息万变，到底什么时候生，她也说不准，但是总体来说，二胎是非常顺畅的。

　　胎监之后，我让老李赶紧小憩，好为第二天被我折磨打好精神基础。老李很快传来了鼾声，我却紧张兴奋得睡不着，看着窗外的山峦一点点被阳光从墨绿慢慢染成了青翠。

　　7点左右，胎监结束后，一个姑娘手拿一支神秘的药膏款款而入，她是来给我灌肠的。她解释说：把肠道排清，肠道就不会占产道的地方，胎儿出生时也不会被污染，你也不想她伴着屎尿而来吧？

　　我生肉肉时也是家庭式产房，但没有灌肠这一程序，医护对于生产时屎尿横流习以为常。但是他们忽略了产妇的自尊心和羞耻心。我当时就十分担心，如果我生肉肉时顺便排出点其他东西，陪产的老李会不会突然累觉不爱，从此对我再无感觉？

　　清完肠胃回到房间等候，有姑娘进来询问我是否要打无痛。关于无痛，我在孕晚期就做过纠结，第一胎打了无痛之后，经常腰酸，我时常怀疑这是无痛的后遗症。如果第二胎产程很短，长痛不如短痛，咬咬牙就不打无痛了。看我在犹豫，姑娘提醒我，麻醉师需要提前约时间，等到痛得死去活来，再请麻醉师就来不及了。

　　像我这样刚烈的女子，最经不起威胁。我随即要求姑娘帮我约9点的麻醉师，并再次就无痛问题请教了我的两位远程助产医师。她俩的回答一致为：没有副作用，你放心地打吧。

　　决定打无痛之后，我就被姑娘带下楼到产房做准备。换上病号服，躺上产床，盖上被子，姑娘打开电视机分散我的注意力，这个时候，我的宫缩已经开始发威了。

　　话说在这个生死攸关的时刻，我和老李还要抽空做很多事。他进进出出和婆婆还有我商量脐带血的问题。我妈正在赶来香港的路上，我教她怎样换乘中港直通车。其间，我远在江苏的亲爹，还不停地打电话来打断我对我妈的远程GPS。

　　一片纷纷扰扰中，麻醉师终于姗姗来到。他询问了我的情况，开始动手。突然间产房乒乒乓乓来了好多姑娘，有的给我扎针挂水，有的帮麻醉师按住我，有的给我查开指。一时间，我纠结得都不知道先哭哪种疼好。

在我拱成虾米状给麻醉医生戳脊椎的时刻，我还要叮嘱我妈不要忘记手机开通港澳游，避免被拐走。麻醉师和姑娘用敬佩的眼神看着我，他们听不懂方言，他们觉得生孩子还不忘玩手机的人，真的是太拼了！

麻醉师麻利地扎过我的脊柱，并推入麻药，我的腰部以下，包括腿，都一阵发热。大约10分钟以后,宫缩疼痛消失,剩下微微的肿胀感。我的手也被扎了软管，挂上了葡萄糖，用来维持体力。专业孕妇因为知道要打无痛，所以没有吃早餐，避免麻药引起呕吐。

打上无痛，我从地狱回到了人间，开始和老李进行拍照、刷微博、发朋友圈等互动。我还不忘在我的孕友群里汇报我的情况。时隔一天，她们依旧接受不了我就这样快生了的事实。一夜没睡，情绪紧张的我，在这段时间松懈了神经，调整了状态。

无痛带给产妇的不单是舒适，还有体力上的维护，精神上的安抚。这对最后的生产非常重要。虽然无痛会延长产程，但对于产妇来说，都等了9个月，也不在乎这十几分钟。疼痛会使人体释放一种叫儿茶酚胺的物质，会使新生儿的血液和供氧受到影响。这样看来，无痛百利而无一害。至于腰酸，是来源于产后骨盆韧带松弛、腹部肌肉无力、用力分娩、照顾新生儿劳累、恶露排出不畅、腰肌劳损、错误的喂奶姿势、子宫脱垂，还有怀孕和哺乳引起的缺钙等，就是不关无痛的事儿。

　　老李看我逐渐平复，又出去张罗脐带血的事。其间姑娘给我检查开指，大约开了 5 指。她决定给我人工破水，加速产程。经验告诉我，人工破水后很快就会到第三产程，就是要使劲生了。我让姑娘喊回了老李，并告诉他，老李，要破水了，真的要生了。

　　老李也是一脸错愕，看来我俩都没从"6 天"的魔咒中反应过来，刚刚足月，刚在医院躺几小时，这就要生了。姑娘在底下忙活一阵，我就感觉到一阵暖流，羊水哗哗地往外流。然后姑娘就又出去了，留我和老李在产房继续看电视等开指。

　　从打了无痛麻醉开始，我就有点发冷，破水之后开始打冷战，牙齿咬得咯咯响，我让老李喊来姑娘。姑娘说这是正常的药物反应，给我加了一层被子。然后顺便检查开指，发现已经差不多全开了，她大叫一声：二胎就是快啊。快步跑出去，叫来了一屋子的人，里面包括我的主治医生。

　　她见到我笑眯眯地说，还是打了无痛吧。看来她虽然身不在，心却四处撒网，情况了如指掌。她继续说，她有一个产妇，头胎二胎都是在她手里接生，二胎也想尝试不用无痛，但这个世界就是这样，享受过无痛的不痛，怎么能承受没有无痛的痛呢？

　　聊归聊，医生手里一点没闲着，房间里五六个人各显神通。准备器械的，监测胎动的，压肚子的。主治医生负责亲手接生。

　　第三产程是最痛快的，有了无痛的拯救，此刻只要鼓足便秘的力气，按照医生的节奏往下使劲，很快就能和宝宝见面。我正在使劲，突然胎监仪滴滴叫了起来，医生估计，皮皮憋不住，在我肚子里拉了一泡屎，然后自产自销吃了，技艺不精呛到了，影响了胎心。

医生加快动作让我使劲，给我压肚子的姑娘也加大了力度。突然她们都让我停止使劲，我感觉到一个暖洋洋的东西出来了，老李说是皮皮的后脑勺。头发挺多的，老李激动地说。

皮皮的头就那样悬在那里，医护用吸管给她清理鼻腔。2分钟后，让我再次使劲，哧溜一下，皮皮连着脐带被医生拽了出来，放在我身上抽嘴里的羊水，哇哇大哭。刚足月的她细细小小，全身通红，我眼泪一下子涌了出来，不停地问老李：她怎么那么小啊，她怎么那么丑啊？无限循环复读。医生听不下去了，回答我：长得小所以才那么好生啊。老李看到小情人的样子，眼里流蜜，很开心地说：比肉肉好看！

接下来就是娩出胎盘、缝伤口。因为医生的回春妙手，加上皮皮个子小，我居然没侧切也无撕裂，完全没有缝针的痛苦。生肉肉的时候，老李初为人父，激动到呆若木鸡，完全忘了剪脐带这件事。这次我俩互相唠叨了很久，这次一定要记得。结果因为要保留脐带血，老李又一次失去了这个重要的剪彩机会。

几个小时后，洗过澡的皮皮被推到了房间，洗干净的皮皮和刚出生时又判若两人。瘦小干净的脸蛋，轮廓分明。我把细细软软的她抱进怀里吃奶，她本能地找到乳头，开始吸吮。这是母女俩第一次互助，能帮助我子宫收缩，也能帮助皮皮早点吃到初乳。

虽然没有伤口，状态也很好，有了第一次生肉肉晕倒的经历，第一天我没有下床。姑娘拿来一个便携式尿盆，让我尽快排尿。长期怀孕和胎头分娩时的压迫，会让膀胱忘了自己还要排尿这回事，如果产后6小时不自主排尿，就要插导尿管了。便携式尿盆很科学，可以掀开被子放在身下，盖上被子，自己慢慢酝酿，保护隐私。

傍晚时分，姑娘来查房，看到我睡得迷迷糊糊，就建议我晚上不要喂母乳，按照我签署的合同，他们会给皮皮喂葡萄糖。新生儿的胃像乒乓球那么小，所需要的热量很少。我同意了护士的建议，生产大伤元气，确实需要良好的睡眠。

第二天，医生代领众姑娘来查房，检查我的子宫收缩情况，初乳分泌情况，还看了下我有没有长痔疮。皮皮的医生随后也来告知皮皮的情况，虽然吃了一口胎粪，但是胃液化验结果良好，新生儿的胃里需要一些菌群的存在。肺部呼吸也正常，没有呛到胎粪。除了个子小一点，一切正常。

第三天一早，我们就收拾行李出院了。三天两夜的经历就像一场有点痛的旅行，四处干净清爽，人人体贴亲切。你进来生了个孩子，走出去并没有觉得又遭受了一番造物主的凌辱。

香港寸土寸金的小病房里，凝结着大智慧和大关爱，这是比技术更重要的一种先进。用目前最有逼格的话来说，这种先进叫作"biger than big"。我相信，随着时代的更迭和信息的流通，总有一天，每个医院都能在更强大的生产技术和生产理念的基础上锦上添花，更加人性化，抚平女性的人生大痛。

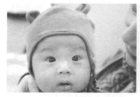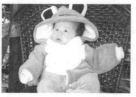

要不要那一刀？

在道家思想里，"道"生养万事万物，乃天地之根。"道"这么玄乎，到底是什么呢？老子认为，道就是"天下母"，道是"谷神"，又是"玄牝"，谷神是女神，而玄牝就是玄妙神秘的女性生殖器。老子又说：道生一，一生二，二生三，三生万物。在老子的哲学里，大自然把"道"这个神秘伟大的过程安放在女性的身体里，女性生殖系统是天地之根。老子算是全世界第一个女性哲学家。

在这里，代表全球现代女性感谢老子先生的真知灼见。虽然后来的千百年来，男根崇拜和男权社会才是主流。在老子大家的眼里，女性生殖器伟大、崇高、充满暗涌的力量，因为它可以孕育新生，繁衍生息。

通俗点说，老子的女性生殖崇拜，就因为女人可以生孩子。

如今科技发达，医学昌明，女人生孩子不仅可以从生殖器出来，还能从肚皮出来。从肚皮出来的原因，从最初的胎位不正、羊水浑浊、宫口不开等安全因素，逐渐增加了怕痛、怕影响性生活、怕骨盆变大、怕宝宝出生时辰不好等主观原因。从肚皮出来这种方式，地位节节攀升，终于与从生殖器出来平起平坐，成为现代女性生产的选择之一。从肚皮出来的方式叫剖腹产，从生殖器出来的方式叫顺产。

作为一个女人，当我是个少女时，就煞有其事地严肃地纠结过这个问题。当时我的想法是：必须剖腹产。原因很娇羞，具有为爱情牺牲的伟大信念——怎么可以为了下一代，从此就抹杀了和老公之间的性福呢？如果他因此另结新欢怎么办？那样对孩子来说，没有爸爸不是更加痛苦吗？

少女时代的内心独白，让我觉得自己天真浪漫怪可爱的。等到真的大腹便便，事到临头了，我又开始认真地纠结这个问题。我把顺产和剖腹产的优缺点都罗列出来，对比选择。

顺产优点：产后立即不痛、子宫完整、产妇恢复快、可快速怀二胎、胎儿肺成熟、免疫力强

顺产缺点：痛、骨盆撑大、阴道可能会侧切或撕裂、阴道松弛、可能会受两茬罪

剖腹产优点：相对安全、生的时候没知觉、骨盆和阴道不受影响

　　剖腹产缺点：生完宫缩痛、伤口痛、有伤疤、恢复慢、麻醉意外危险大、内部器官容易粘连、影响怀二胎、二胎会有疤痕妊娠危险、最多只能生三个、胎儿免疫力低、易造成新生儿黄疸偏高

　　对比下来，顺产自然占了上风。顺产是千万年来自然选择的结果，一定是最利于妈妈和宝宝的生产方式，这种方式，也是一个顺其自然的生理过程，所以才叫顺产吧？

　　我心里的天平倾向了顺产，但顺产带来的两个最大的问题就是痛、影响性趣。

　　我是个非常怕痛的人，有多怕痛呢？小时候生病要打针，我会痛哭流涕地求医生给我换成挂水。因为打针比挂水痛，我宁愿坐在那里挂水几小时，也不愿意承受打针一瞬之痛。去法国度蜜月，在表店买表，营业员给我试戴，还没扣上我就厉声尖叫，把金发碧眼的帅哥营业员吓到手软，不停说 sorry。我冷静下来用蹩脚英语羞愧地说：我只是怕你按表扣时夹到我的肉。每次抽血产检，我都要做很久的心理建设，抽血的时候一定是脸别过去、抓住别人的手、眼泪打转三部曲。就我这虚张声势的胆小矫情，能承受住号称天下第一痛的顺产之痛吗？

　　第二就是影响性趣。说实话，这事儿挺重要的，且不说从中能得到什么乐趣，我这生三保二的宏伟计划，还是需要性趣去实现的。平时家里有点清官难断的家务事儿，床笫枕边也就迎刃而解了。再者，本来一辈子睡一个女人就挺为难男人本性的，这个女人再不太好睡，

心猿意马就是迟早的事。

我盘算着，假如真的顺产了，我就一鼓作气再去做个阴道紧缩术。这样就能两全其美了。我把这个计划大义凛然地告诉老李，老李嘿嘿坏笑，没事儿，不用那么麻烦，我填得满。

见我有点认真的意味，老李严肃地表明，他不希望我去整形，受不白之刀。我有点意兴阑珊，委屈地说：这个整形是在看不见的地方，就只为了你一个人，再说受益人是你，为什么不同意呢？

老李看着我：哪里整形都是整形，我喜欢原装的，你看我们的爷爷奶奶辈，那时候都是顺产，也没什么整形手术，不还是五六个孩子持续生得欢吗？你都给我生孩子了，我还在乎那些？想要出轨的心，是什么改良都没法改变的。

我想了很久他的话，突然就想通了。夫妻生活是一切人间烟火，不仅仅只是性生活。所有夫妻生活的前提就是有健康强壮的身体，才能管老公打孩子，花钱败家斗小三。除了手术，还有很多锻炼方法来恢复。并且，在决定何种方式生产之前，孕激素已经放松了浑身肌肉，包括阴道肌肉，所以剖腹产也并非能逃脱厄运。思前想后，我还是选择相对来说对身体伤害小的顺产。

那么就只剩下痛的问题了，我关注了各种孕产微博，浏览了成千上万的生产日记，发现了"无痛分娩"这个伟大的发明。无痛技术起源于国外，在国外已经非常成熟，10个产妇9个无痛，还有一个无奈剖宫产。无痛就是麻醉医师在腰椎间隙进行穿刺成功后，在蛛网膜下腔注入少量局麻药或阿片类药物，并在硬膜外腔置入一根细导管，控制麻药的浓度和继续供给。

通俗来说，就是在产妇的背脊接一条麻药通道，把下半身不完全麻醉，疼痛加剧的时候，还可以通过这条通道加大麻药的剂量。顺产无痛的剂量最多是剖宫产的五分之一，缓解宫缩疼痛的同时，还能让产妇感觉到子宫的收缩，配合医生的指令生产。万一遇上什么危险，需要顺转剖，也能立刻直接通过这个通道加大麻醉剂量，为产妇和胎儿的安全争取到时间。

这样一来，所有问题都解决了，至于可能会受的两茬罪，和顺产时会遇到的不确定危险，就听天由命了。

孕晚期去例行产检，肉肉是头位，脐带没有绕颈，体型也不算太大。医生问我，打算用什么方式生产，我毫不犹豫地说，我要顺产。

医生抬头看我笑着说，不错，有决心，回去多运动，多爬楼梯，多做下蹲动作，锻炼盆肌，有助于顺产。说完她低头整理病历，然后抬头认真地跟我说：你这个屁股，不顺产，那多浪费啊！

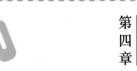

第四章

女人唯坐月子
最不可将就

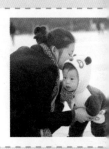

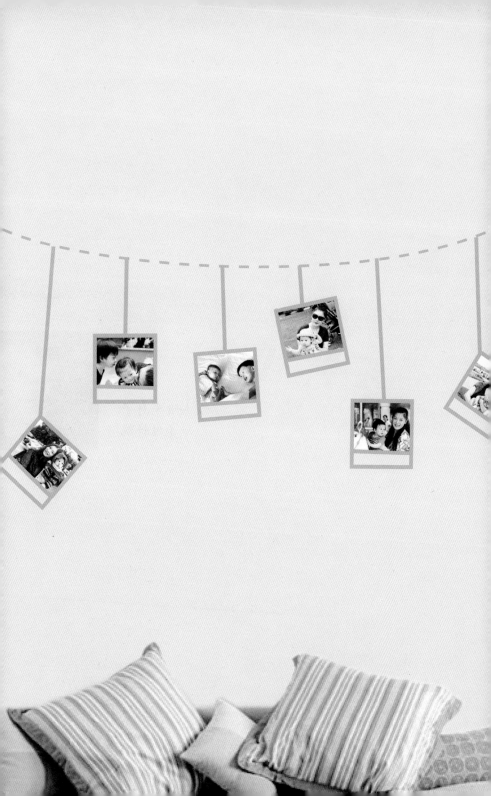

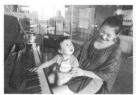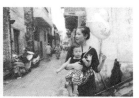

掷地有声的产妇宣言:
力挺改良派!

　　提到月子,中华大地分两派:"保皇派"和"革命派"。"保皇派"忠心耿耿,宁愿热死、臭死、吃死、无聊死,也要誓死守护老祖宗的坐月子传统。"革命派"嗤之以鼻,觉得坐月子简直就是封建迷信的残留,生孩子那么辛苦,就应该一生完就喝啤酒、吃炸鸡、看韩剧。

　　曾经我也是坚定的"革命派",别的不说,就说每天不洗澡,一个月才洗头,光听着就能让我百爪挠心。第一次坐月子,婆婆举家伺候,拿出等待了几十年的独家秘方,从吃、喝、穿、睡等各个方位十面埋伏我的月子。说实话,婆婆对我是没话说,把家里的燕窝、花胶、鹿茸等补品毫无保留地拿出来,煲各种各样的广东大补汤,算是对我这个功臣的嘉赏。

但那个月子实在太"本草纲目"了，喝水要喝炒米水、空腹时喝生化汤、饭后喝姜醋。每天要用艾叶和老姜皮煲的水擦身。我被折腾了半个月后，月嫂拖来三姑六婆，指着我的脸说，你看她的脸上全是"风"。所谓的"风"，就是指产后身体里的寒气，我的寒气没有逼出来，于是又用白酒炖草药，给我泡了两天脚。白天婆婆还用纱布裹着油炒饭，在我的周身关节来回擦拭。油炒饭啊，擦全身啊，广东的十月本来就余热未散，我这半个月没洗的皮肤，和油炒饭一碰撞，就擦出了乞丐酸馊的气息。

我满脸写着"疯"，跟老李说，我又不是燕南天，跟个植物人一样整天泡在草药里，再这样折磨我，休怪我心狠手辣，给肉肉取名"时珍"！

后半个月，在老李的掩护下，在婆婆妈妈看不见的时候，我就脱掉长袖长裤，享受一下空调的凉爽。把那勺难喝无比的姜醋"赏"给老李。和全家讨价还价，用草药水洗了一次头，"久旱逢甘露，他乡遇故知。洞房花烛夜，金榜题名时"，这诗还少了一句"月子里洗头"吧？

就这样斗智斗勇过完了月子。42天产检，医生说我的子宫恢复得不错，休息个一年半载就能怀二胎了。我跟医生说，既然恢复得不错，那恶露为什么还没有结束。医生说有些人是会持续一个多月，是正常现象，不用担心。

到了肉肉满双月，我的恶露还是阴魂不散，来两个月大姨妈的感觉真难受，血液混杂着分泌物，恶臭难忍，撕裂伤口被浸泡着，迟迟不得愈合。我只能加倍地喝促排恶露的生化汤，喝到脸色惨白。

除此之外，我身体很多地方出了问题。嘴里都是溃疡，买了喷剂，每天勤奋地喷，可是好了这里，那里又冒出来，此消彼长，吃东西都困难。我的大拇指关节不能自由活动了，弯曲起来总会感到被一根筋拉扯着。我的颈椎也开始拉警报，一个月落枕了两次，且每次都严重到需要针灸、推拿、贴药膏的程度。其余眼睛老流泪、腰酸等小问题都不算事儿了。

看西医，西医除了开药，开药膏之外，别无他法。我只能硬着头皮，跟着婆婆去找了个老中医。老中医师父"望闻问切"之后，笑眯眯地说：你家婆对你真是好啊！坐月子什么好东西都拿来补了吧。这溃疡是进补过度上火，生完孩子身体那么虚弱，哪能承受那么补的东西？

家婆有点不好意思地低下了头。

剩下的毛病，都是我不好意思频频低头。

拇指关节是因为我喂奶姿势不对，总是闷头看宝宝，不挺直腰，颈椎和脊椎受到了影响，牵引了关节部位。

至于频繁落枕，首先也是喂奶姿势的问题，另外就是贪凉，月子里周身毛孔都是打开的，更容易受寒，导致颈背部气血凝结，经络不通，引发落枕。

流眼泪自然是因为偷看电视和玩手机。腰酸是因为贪凉加上喂奶姿势不佳，还有孕期哺乳期的钙质流失。

加上月子里肉肉肠胃不好，浑身湿疹，又上吐下泻，导致我休息欠佳，整个身体都处在崩溃边缘。

老中医什么药都没开，就让我回去正常吃饭，停止一切进补和中药，注意喂奶姿势，保证不受风寒，把舒适的软床垫换成硬板床。大问题都能暂时解决。

回去以后，我按照老中医的叮嘱行事，脖子和关节都恢复了。恶露也在两个半月的时候停了。但是月子里受的风寒，一时半会儿还无法恢复。

事已至此，只能等待下一次坐月子，等毛孔、骨缝再次打开的时候，亡羊补牢了。彼时彼刻，我的心情纠结复杂：看来坐月子需要有墙头草精神，有时候要"保皇派"，有时候要"革命派"。完全抛弃传统的革命，欺师灭祖是不对的。有时候也要"革命派"，老祖宗生活条件差一点，逮到坐月子死命补，现代人本来就营养过剩，再盲目进补，就会过犹不及，适得其反。

休养生息的一年多，我的身体明显不如从前。容易生病，容易疲劳，关节部分经常隐隐作痛。这让我更加相信传统的必要性，虽然科技在进步，时代在更迭，但千年水土养育的东方体质，还是需要老祖宗的苦口婆心。这让我更加期待第二次月子改过自新。

皮皮在香港的医院呱呱落地。入住的时候，就有护士在胎监、内检间，见缝插针地让我选择接下来两天的产妇餐。我一看菜单，阵痛都消散了。

早餐选择：

皮蛋瘦肉粥配银芽炒面

白粥配干炒肉丝米粉

火腿通粉配咖啡 / 茶 / 阿华田 / 好立克

鲜奶麦皮配牛油或果占多士

烩蛋一只配牛油或果占多士及咖啡 / 茶 / 阿华田 / 好立克

午餐、晚餐选择：

贵妃鸡配时菜及白饭

土鱿蒸肉饼配时菜及白饭

鲜茄牛肉或猪肉片配时菜及白饭

罗汉斋配时菜及白饭

鸡扒焗饭或意粉

焗猪扒饭或意粉

梅菜蒸鲩鱼配时菜及白饭

粟米肉粒配时菜及白饭

豆腐炆班腩配时菜及白饭

姜蛋炒饭 配时菜

清鸡汤

牛肉粥或猪肉粥

　　这菜单，哪里是医院产妇餐，简直是香港茶餐厅标配，红白肉齐活儿、荤素搭配得当，饭、意粉、粥主食品种多样。最让人匪夷所思的是，早餐居然可以喝咖啡！这可是在孕期就被很多孕妇视为违禁品的饮料，居然可以在产后初期享用，真是太爽了！

菜单的惊喜让我居然产生了快点生，就能快点吃到产妇餐的奇怪动力。

第二天中午，我麻利地生下了皮皮，平躺着被推回了病房。护士给我盖上了厚厚的被子，并叮嘱我：医院会有配餐，你们家人也可以给你加餐。但是要记得不能吃任何中药、不能吃任何酒类、不能吃黑白木耳，不能吃任何补品和去瘀血的食物和药材，包括生化汤。

这让我很疑惑，按照我做的功课，其他补品和药材可以不吃，但是生化汤不是产妇必备吗？传说此汤能"化瘀生新，养血活血，祛除恶露，收缩子宫"。香港的医院为何明令禁止？

过了一会儿，午餐送来了。第一天我点的是贵妃鸡配饭和时菜。终极彩蛋是，还配了一根香蕉。之后的午餐和晚餐，都会配水果，有时候是橙子，有时候是苹果，这又是一次颠覆。在传统坐月子理念里，水果属于生冷食物，就算要吃，都要用开水温过。香蕉属于滑肠的水果，就更不能食用了。

这次我忍不住问了护士，护士耐心地回答我说，产妇生完之后元气大伤，五脏六腑都没有恢复，肠蠕动减弱，加上腹部肌肉和盆底组织变松弛，很容易便秘，需要水果蔬菜里的纤维来促进排便。不吃水果蔬菜也会引起营养不均衡，对产妇和奶水都不好。

享受了两天产妇茶餐厅，出院前，护士又来叮嘱了一遍饮食禁忌。我抓住最后的机会追根究底。在医院妇产科的概念里，任何去瘀血的药物和食材，正常产妇都没必要食用，比如黑白木耳，包括生化汤，过分食用生化汤，不停活血化瘀，会影响子宫内膜的新生，流血不止。另一方面，中药、酒、补品都会过奶给婴儿，婴儿的肠胃消化不了，肝肾也代谢不了，容易引起过敏、身体不适。

在医院住了三天，吃得心满意足，还解答了困扰我两年的问题。原来我第一次恶露不止是因为过分饮用生化汤，喝到面露菜色还以为自己喝得不够彻底，不够有诚意。肉肉月子里的上吐下泻，浑身长疹，和我吃的奇怪偏方、十全大补不无关系。

出院之后，我按照医生的叮嘱正常吃喝。在饮食上，我终于和"保皇派"的"本草纲目"说再见了。但我也接受了上一次坐月子的教训，注意关节的保暖，尽量躺着哺乳，保护颈椎。并保留了姜皮、艾草和益母草洗澡擦身这个外用草药项目，以祛除周身的风寒。

一个月有惊无险地过去了。第一次坐月子的毛病都没有出现，由于没有吃任何中药和补品，皮皮的肠胃被保护得很好，没有出现吐奶、腹泻和过敏。吃嘛嘛香，我偶尔喝咖啡、可乐，她都完全不受影响，一个月重了3斤多。

经过两次艰苦卓绝、大汗淋漓的月子，我终于理清思路，追根溯源地理解了月子的必要性，并去其糟粕，取其精华，用以恢复元气、保护宝宝。在坐月子这件事上，我也终于找到了自己的立场，不是激进的"革命派"，也不是迂腐的"保皇派"，我是一个坚定的"改良派"。

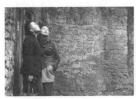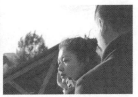

想"那个"了怎么办？

我们孕友有个微信群，维系着几个幸福家庭的日常沟通：针砭时事、抬杠八卦、交换链接以及约饭局茶局麻将局。大家都是已婚育妇女，语言风格都是一致的不含蓄、不害臊、不要脸。经常讨论一些关于"什么日子姿势床单容易生儿子""产检遇到不帅的男医生怎么办"等午夜成人话题。群里的老公们一致不声不响，维持矜持冷傲的假象。

在我的心目中，已婚育妇女是世界上最奔放的群体，没有之一。可突然有一天，奔放的妇女之一混血妈突然以孕友群主要女性成员为基础，另外成立了一个微信群。我刚被拉进去，还没开口问新组织的主要方向，群里就七嘴八舌沸腾了。

"你们开始那什么了吗？"混血妈迫不及待地、开门见山地、欲言又止地、矛盾纠结地问道。

"我就知道你要问什么，我还没呢，医生说要三个月。"双宝妈激动地回答。

他俩都剖腹产，混血妈才出月子，双宝妈产后两个月。

"唉，我老公有要求了，我还跟他说过两天才行。真的要三个月那么久吗？"混血妈有点沮丧，初步怀疑是她自己有想法。

"其实还好，我这里的医生说，6周就可以了。"澳洲宝妈插嘴道，她的女儿已经一岁多了。"但是我产后第一次很尴尬，在哺乳期，什么地方都不能碰，不是很愉快。"

"王主任你呢？"还是有人问到了我。

"我建议还是时间久一点，虽然原则上来说，6周就可以了。"

"为什么呢？"

"是啊，为什么呢？"

关于那什么的讨论，让我回忆起我第一胎产后第一次那什么。生完肉肉后，我月子里奇珍异宝，十全大补，6周恶露都没排完，就更别提那什么了。42天复检的时候，医生吩咐我和老李，恢复得不错，记得要三个月才能同房哦，说罢反复瞟老李。老李不自然地避开医生的目光，来回踱步。出了诊室他问我：我长得那么饥渴吗？

老李还是绅士又体贴地等到了3个月后，但是第一次真的不是那么愉快。首先，我有撕裂伤口，伤口已经长好，不知是不是心理作祟，总觉得缝针线在里面各种打结。然后总觉得顺产对我产生了影响，反复浮现助产士接生肉肉的情景，特别不自信，怕老李感觉不好。最后哺乳期膀大腰圆，肚子一圈赘肉，浑身皮肤松松垮垮，自己都不忍直视。

事后，老李带着心虚讪讪地安慰我：别紧张，挺好的。

其实，大自然是有意这样安排的，哺乳期会抑制卵巢，降低雌激素，造成阴道干涩，减低性欲，让妈妈别整啥花花肠子，安安心心哺育下一代。除此之外，顺产的侧切撕裂、剖腹产的剖腹伤口，都是扫兴捣乱黑手。还会全程担心宝宝哭闹饿，心不在焉。加上身材变形，阴道弹性没恢复，整个人都充满了自卑的情绪，怎么都性感不起来。

经历了几轮艰苦卓绝的重温，我和老李刚刚找到点孕前的感觉，皮皮又登陆了。皮皮整个孕期都不太安生，让我浑身腰酸背痛，还经常宫缩，所以即使是安全的孕中期，老李都心惊胆战，不敢有非分之想。皮皮37周就迫不及待地出来了，一个多月后，憋了大半年的老李也有些迫不及待。我无情地拒绝了他。

我把第一次安排在了三个月后的旅行中。三个月里，我各种伤口都长好，各种器官都恢复，还偷摸着每天自己做提肛运动。做足了功课，初战告捷，越战越勇。

作为孕友圈的王主任，已经被问及无数次，顺产对那什么的影响。负责任地说，刚开始一定会大打折扣，毕竟从里面掏出了那么大一坨肉，接受了大自然革命的洗礼。但经过不懈的锻炼，经过双方的调情互动，假以时日，定会找回你们的第二春。

过了几天，双胞胎宝妈在新群里娇羞地说，你们一定要等一等再行事啊，我觉得身体有反应，会感染。

群里除了我，都是剖腹产，她们侥幸地认为，剖腹产出口不同，不会对那什么产生影响。无论是顺产还是剖腹产，产后 6 周还属于产褥期，子宫和阴道都非常脆弱，性生活很容易引起感染，严重的还会引发妇科病，比如阴道炎、子宫内膜炎、盆腔炎。所以，短性福不如长性福，为了将来的和谐生活，反正都忍了大半年，就继续对老公冷酷到底，咬着牙忍耐吧！

后来又有人问我，哎王主任那什么你会写进书里吗？我眉头紧锁认真思考了半天说：难说。为什么啊？因为我爸妈也会看啊，觉得好尴尬。

结婚后有一天我爸爸问我老李对我好不好，我说好啊。他锲而不舍地追问：是一般的好，还是特别的好？我面对如此刁钻的问题，无言以对，发上微博，在线等答案。一位网友帮我想了一个回答：白天一般好，晚上特别好。

在这里说一句：爸妈，我们以前好，现在还是好，白天晚上都是特别好。

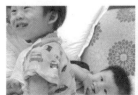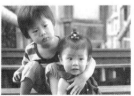

火眼金睛挑月嫂

我们孕友间有个内部规矩，谁要上阵了，就做东大家一起吃一顿，和送别一样壮烈。某次送别会，谈论到月嫂的问题，双胞胎孕友说，她的月嫂月薪一万五，签了俩月。俩备孕妈噌地跳起来，瞪着眼拍着胸脯说：我给你做月嫂吧！

我这个职业孕妇当即嘲笑了俩孕友的大惊小怪，告诉她们这是行价，况且人家一拖二，要价高很正常。其实内心也怦怦直跳，想我两年前生肉肉，请的中档月嫂月薪五千多，这才两年，都涨成这样了。按照三线城市的这种标准，北上广中档也要一万起步了吧？

我掐着手指用耳朵一算，双胞胎妈妈家的月嫂，再苦再累，一年做半载，半载包食宿，年薪差不多 10 万啊。我签的书稿，这花拳绣腿，纸上谈兵，写到鞠躬尽瘁，精尽人亡，出卖老公孩子，得吆喝成什么狗样，才能卖到 10 万块啊？

除了赚钱多，月嫂吃百家饭，看人间百态，没事儿都能修炼出一定境界。一个一流演员，一辈子都接触不到这么多真实的众生相啊。老有作家编辑微服暗访，体验生活，咋没人伪装成月嫂这个有技术含量又有前途的职业呢？

为啥呢？

第一，月嫂苦啊！

好多人说，月子里的娃最好带，除了吃就是睡，小小一只小崽子，抱一天都不累。不会说话不会吭声，你偷个懒不会打小报告。

我承认，有这样省心的来报恩的娃，可也有像我家肉肉那样自带熊孩子气质的婴儿。奶多哭，奶少哭，吃之前哭，吃完哭，睡前哭，睡后哭。所睡之地，要求万籁俱静，鸦雀无声，他那听觉就犹如豌豆公主的肌肤，一根针掉落的声响，都能激怒他恨睡的心，哭得惊天动地。

遇上这样的娃，月嫂只能战战兢兢地伺候，唯恐哭声引来家人的围观、质疑。

月子里的娃，都是按需喂养，夜里也是两三小时喂一次。不管是人奶还是奶粉，一夜下来，月嫂几乎不能连续睡上三小时。第二天还要早起，带宝宝出门晒太阳去黄疸。宝宝睡了，要见缝插针洗宝宝和产妇的衣服。中午要做产妇餐，下午要给宝宝洗澡、做抚触。晚上要给产妇清洗伤口，伺候擦身。遇上乳腺不通的妈妈，还要给她按摩通乳。这一天忙下来，夜晚还不能松懈，整夜浅眠，留意宝宝的动静，预防各种意外。如此高强度的一个月，任谁都要掉一层肉。

第二，寄人篱下，累感不爱。

月嫂的辛苦，也许比不上工地里的农民工兄弟们。但人家有尊严有自由啊，白天工作结束后，可以三五结伴喝个小酒，吃着火锅哼着歌。月嫂就不一样了，吃住都要和产妇家一起，夹鱼不能夹肚子，看两眼电视算是偷懒，时刻有人监视你是不是虐待娃，产妇家要是恰好少了点什么贵重物品，月嫂就是重点被怀疑对象。换位思考，月嫂虽然有月嫂资格证，但良莠不齐，没有人品认证，产妇家并不能肯定，这个陌生人，人前人后，会不会对娃好，有没有偷懒，甚至偷窃。所以，就算你能吃得了这个苦，也未必能忍受这些莫名的气。

第三，里外不是人。

因为辛苦和受气，月嫂普遍是文化水平不高的中年妇女，她们学习的育儿知识，几乎全部来自月子中心的培训。换句话说，月子中心的水平，决定了月嫂的水平，她们的理念，未必全部科学可行。产妇的育儿知识来自网络、书本，大部分是纸上谈兵。婆婆妈妈的育儿知识都来自几十年前的经验。三方碰撞，鼻青脸肿。后两者吵得天翻地覆，大门一关还是一家人，所以月嫂就成了众矢之的。真实案例：有位妈妈，做了功课，说不能靠摇晃抖动来哄婴儿入睡，会造成婴儿头晕乃至脑震荡。因为这事儿，没少朝月嫂翻白眼，指责她故意偷懒。等月嫂收了工，她接手才发现，不摇晃宝宝入睡的方法只有一个，就是打晕他。婆婆妈妈更不用说了，婴儿体温高，只需要穿和大人一样厚薄的衣服，甚至更少。婆婆妈妈不把婴儿裹成粽子，就觉得月嫂蓄意虐待婴儿。可是呢，婴儿因此出了痱子，热得哭闹，又是月嫂的责任。每一个月嫂都是一个猪八戒，成天在照镜子，里外不是人。

月嫂那么辛苦那么委屈，所以价格才节节攀升。有人会问，这么贵，又不太放心，还不如不请。对此我给的意见是：一定要请月嫂啊！为啥？很简单！不请月嫂，辛苦的人就是你了！你就会和婆婆妈妈正面交锋！给一点人与人之间基本的信任，去安然度过月子，花点钱算什么！

前两天，有个孕友跟我讨论月嫂的问题。她好担心自己不敢碰孩子，也带不好。所以她要找一个好月嫂来帮忙。我问她，你觉得一个好月嫂最重要的是什么？她说，是勤快麻利！我说，错！是不爱说话！

孕友顿时就傻了，这不爱说话是一个月嫂的必备优点？难道不是千手观音？不是经验丰富？

能干和经验固然重要，这两个优点是建立在对宝宝好的基础上。在我看来，月子里的妈妈除了需要身体上的护理，更重要的，是心情上的呵护，情绪的稳定。而朝夕相处一两个月的月嫂，至关重要。

我怀肉肉6个月的时候才想到找月嫂，高档的早就被预订，只剩下中档的。在可选的两三个里我迅速地订下一个面善的，唯恐再被人捷足先登。

从医院回来，月嫂也到了。她瘦瘦高高黑黑，一头短发，看起来挺精明。一看到肉肉，就抱起来跟他唠嗑，夸他长得精灵可爱。天知道因为肉肉出生时奇丑无比，在医院短短的几天，我都因此快抑郁了。

月嫂就这样住下了，夜里，她抱着肉肉来吃奶，吃完奶再抱回去哄他睡觉。我的月子餐由婆婆妈妈一手包办，产后护理钦点老公伺候，月嫂只需要搞定肉肉，就大功告成了。

　　闲暇的环境，让月嫂越来越放松，她没事儿就喜欢看看电视，然后使劲和我聊天。她问我说，你怎么嫁那么远？我年轻的时候啊，也想远嫁，我爸妈怎么都不同意，说养这么大女儿，老了一口饭一口水都吃不到她的，那可不行。产后激素骤降，本来就容易胡思乱想，她这么一说，我竟哑口无言，无言以对。那几天，每天都沉浸在对不起爸妈的内疚中无法自拔，深夜独自啜泣。

　　又有一天，我们带着肉肉一起出门晒太阳。她说：你看我每天都和别人的老公在睡觉。我反应了一下，才明白她说的是每天和肉肉睡觉。呵呵笑了两声，心想你也懂点荤段子。月嫂看我笑了，接着说，你笑什么，你现在对他多好，还不是帮别人养老公？娶了媳妇还会记得你？

　　这下子，我的情绪低谷，从对爸妈的万分歉疚，转移到养儿千日，别儿一瞬的悲痛上来。我觉得人生简直太没意思了。生老病死，爱别离，最亲近的人都终将要承受这样的苦难。我把儿女辛辛苦苦地生出来，就是来经历这些的吗？

　　遇上我这种玻璃心，可以当月嫂是说者无心，听者有意。可月嫂这张能说会道的嘴，让我们家几个女人在月子里上演了无数家庭伦理剧。首先，婆婆负责我的饮食，会征求月嫂的意见。等到端上我的饭桌，我对这道菜存疑了，她就附和，我也觉得产妇不能吃这个，是你婆婆坚持要做的。菜被退回，她又会撇撇嘴和我婆婆告状，你儿媳妇不肯吃呢，给她做还那么挑嘴。一来二去，我和婆婆难免心生芥蒂。幸好咱上面有人啊，我妈观察了几次，发现是月嫂从中挑拨，她暗中召集了我和婆婆，上演了一出"月子无间道"。之后的饭菜，都是我和婆婆、月嫂三方当面透明定夺，才从源头上化解了这场纷争。

不仅如此，月嫂闲下来还喜欢打听家庭成员的情况。经常跟我们吹牛，说曾去香港家庭做月嫂，那里科技昌明，素质高尚，对她礼貌有加，还会多给金钱补助。

虽然月嫂在带孩子方面十分稳妥，但我还是忍不住爆发了。月嫂看我真的翻脸了，眼眶一红，马上先哭喊起来：我去了那么多家做月嫂，你们家是唯一一个不让我上桌吃饭的！月嫂也是人啊！为什么看不起我！

我们全家都惊呆了，月嫂口中的不上桌，就是为了方便她照顾我和肉肉，让她和我一起，在我的房间吃小饭桌。好饭好菜优先供给，并且都让她亲自选择，端上来。这样的有礼相待，变成了她口中的看不起人。

我的月子因为各种原因，坐得一塌糊涂，恶露到了两个月还在鲜红鲜红地往外涌。本打算再续约一个月，养养身体。但合同一到期，我就让月嫂走了，身体不适可以补救，心塞久了，会造成梗塞，不仅危及我的人身安全，还容易引起家庭战争。

要问我，孕期、月子期、哺乳期什么最重要，我的回答永远是：你的心情。一份愉悦的心情能明亮胎儿的眼睛，能让你鼓起勇气积极面对新生命，能让乳汁都变得香甜，充满快乐的味道。

　　我的孕友因为月嫂的档期问题，前后换了两任。后一个月嫂总是气势汹汹地指责她。宝宝衣服穿少了：怎么做人妈的！感冒了怎么办？吃两口"违禁食品"：吃这个不怕宝宝长湿疹吗？真是不自觉！她闷闷不乐地跟我怀念第一任月嫂的温柔，她说：那个月嫂总是在深夜里，摸着我的肩膀鼓励我说：没关系别着急，奶已经很多了！会越来越多的！

　　月嫂，不仅仅是一个比老公重要的好帮手，更是一个好战友。一个善解人意、同仇敌忾的战友，能为产妇摇旗呐喊，获得共同胜利。而一个负能量爆棚、口不择言的猪队友，在产妇伤口上不停撒盐，是产后抑郁的重要共犯。

　　当然，除了最重要的心情问题，在月嫂初来乍到时，有几个小细节能够帮助你判断这个月嫂是好帮手还是猪队友。

　　首先，一个好月嫂绝不会怂恿新妈妈给婴儿吃奶粉。如果月嫂跟你说你的奶不够，需要添加奶粉，那你就不能掉以轻心了。母乳这个东西，来自造物主的恩赐，充满智慧和弹性，吸得越勤，吃得越多，就分泌得越多，母乳不够的解决方法，就是让婴儿多吸，多吃下奶的汤水。作为经验丰富的月嫂，她一定明白这个原理。如果她还是推荐你加奶粉，绝对不是因为怕婴儿饿着，而是便于自己偷懒。因为奶粉比母乳抵饱，婴儿吃一顿奶粉，可以安睡好几个小时，夜晚也不会屡次醒来；从冲奶粉到喂奶，总共只需要10分钟，而吃母乳比吃奶瓶费力，婴儿要吃上半个小时才能结束；婴儿的皮肤娇嫩，每一次排泄都需要精心冲洗。吃母乳比吃奶粉排泄次数要多几倍；最后，随着奶粉越加越多，母乳越来越少，月嫂也自然而然不需要再煮催奶汤了。她一到月底甩着膀子走了，留下了喝不到母乳，没有母乳免疫力傍身的宝宝，还有一个为了追奶想尽办法，为时已晚的妈妈。

第二，一个好月嫂不会整天竖着抱婴儿。婴儿头大身小，当你竖着抱起婴儿，他所有的重量都压在脖子上，由于出生头两个月，婴儿颈部的肌肉尚未发育，软弱无力，竖着抱会导致婴儿的颈椎受损，其至会带来"缩脖子"的严重后果。但是，大部分的婴儿都喜欢被竖着抱起来，这样方便他观察这个世界，同时肠胃也感到舒服。假设月嫂总是竖着抱婴儿，那就说明她正在用这个方法减少婴儿哭闹，千万不要上当！

第三，晒太阳和做抚触。晒太阳对初生婴儿好处颇多，可以击退黄疸、促进钙的吸收。洗澡后给婴儿做抚触，能够对婴儿的大脑和神经系统产生刺激，从而促进婴儿的发育，还能通过皮肤接触，增强婴儿的安全感。如果你的月嫂，一大早带着婴儿沐浴清晨的阳光，傍晚又搓着手为婴儿按摩抚触，证明这是一位不怕辛劳，竭尽所能的好帮手。

如果你的月嫂不喜言笑，又能 hold 住这三个小细节，那么恭喜你，你很幸运地拥有了一位勤劳勇敢、学术严谨、正直不阿的好月嫂。这一个月，就放心地把宝宝交给她吧。你就可以衣来伸手饭来张口，享受一个安枕无忧、身心放空、颐指气使的悠长假期。

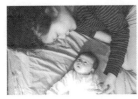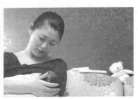

新手妈妈三大难

生完皮皮，全母乳。所以她就和手机、钥匙、钱包并列驾驭，成了我的第四件随身物品。老朋友相见，首先看到庞大的我，倒吸一口冷气，眼睛里写满：我擦，怎么这么肥！然后低头看皮皮，终于找到了发泄的途径，含沙射影地感叹：哇，她怎么那么胖了！

皮皮出生 5 斤 4 两，夺得了当天医院的最小桂冠。去宝宝房推她出来，看到其他孕妇都比我瘦小，推车里的宝宝都比皮皮大个，心里一万个不服气，咬牙发誓：肚子里养不肥你，等着瞧！

要把皮皮养肥，首先就要养好她的肠胃。事先就和医院签了合约，皮皮在我没上奶之前，医院会负责给她喝葡萄糖，坚决不喝奶粉，第一口母乳，将大幅度降低她的肠胃过敏。为了将来吃嘛嘛香，就只能先狠狠心饿她了。再说，初乳赛黄金啊，高蛋白、高热量、好吸收，量少也扛饿。新生儿那乒乓球一样大小的胃，千万不能被奶粉灌大了。

皮皮做完一系列检查初次回到病房，我就把她抱进怀里吸奶，促进泌乳。她吧唧吧唧动嘴，吃得跟真的一样。吃着吃着她就不哭不闹睡着了。我挤了下乳头，发现有奶！围观的老李撇撇嘴说：女儿真可怜，吃的是隔了一年的过期奶。

甭管新不新鲜，皮皮居然一出生就吃上了母乳。在医院的三天，我俩旗开得胜，她吃到了奶，我被她吸通了乳腺。常能在她嘴边找到白色细小条状物，那就是堵塞在乳腺管里面的淤积物。

回想起我生肉肉后上奶疼得死去活来，乳头被吸破，还得继续喂，刚结疤，又被吸破。反复破损后，乳头从一位娇滴滴的少女，被无情地催化成历经风霜的大妈。这就算了，破了半天，乳腺还是没有完全吸通。每天乳房都硬得像块大石头，腋窝下面的副乳硬得像块小石头，一碰就疼，胳膊只能举着落不下来。我和老李顽强地热敷、按摩、吸奶器轮番上阵，出院一个星期后，肉肉才喝上了放心奶。

对于一个在生孩子方面天赋异禀的妇女来说，开奶比生孩子还要痛苦。这一次，我以为身体有了记忆，二胎就能平稳过渡，too young too simple.

皮皮出院的当天晚上，我的乳房开始发胀，发硬，和之前一样，一直蔓延到腋窝。我和老李当机立断，开始用毛巾热敷奶块，用吸奶器把奶吸出来。我纳闷了，明明皮皮已经吸通了乳腺，怎么还会结奶块呢？

原来，不管你生了几个，你都要经历上奶这个残酷的过程。结块、胀痛和乳腺畅通与否关系不大。所谓上奶，简单来说，就是经过几天的刺激，母乳大部队终于苏醒了，争先恐后地涌上来贡献能量，无组织无纪律，就堆在乳房里挤成奶块了。等乳房调整几天，对母乳进行中央调度，就能恢复正常供应了。另外，热敷乳房是大忌，本来就挤得头破血流，一热敷，热胀冷缩，淤积的奶块就更胀痛了。

正确的方法就是：避开乳头，冰敷乳房，及时吸出，然后默默等待。

疼了一夜，第二天 F 罩杯就回复到 D 罩杯了，有了两年前的实战经验，乳房的调度效率很高，让我没受太久的折磨。一周后，皮皮回医院接受儿科复查。医生一称体重，嘿，居然比出院重了四两。医生对我啧啧称赞：妈妈的奶太好了。

抱着皮皮欢天喜地地回了家，不知不觉就把她养成了个肥妹。在她的满月酒上，每个人都对她和我的身材进行了一样的点评：养得太肥了。除了肥，此时的皮皮还有一个特点，可我和来宾们都保持了心照不宣的缄默——皮皮好黑。

皮皮刚出生时的长相让我十分满意，轮廓分明，高鼻梁，性感唇形，悠长眼线。一个月后，鼻梁埋没在肉蛋脸里，眼睛也被挤成了缝。最重要的是，她出奇地黑。带她出去要忍受如下的对话：

哎呀，这男孩子养得真好啊。这么结实！

呵呵，是女孩子啦，比较黑。

哦，呵呵，我看她没穿粉色，以为是男孩呢？

不是我不愿意给她穿粉色，那黑胖，穿粉色起不到任何辨别作用，只能让她像一个穿着小粉红的变态男孩。

我曾成功改良了老李的基因，让肉肉白皙透亮，白到称霸方圆百里。没想到这把栽了，在这个看脸的世界上，女儿要多走多少崎岖坎坷的道路啊。

满月酒后，回香港妇幼保健所打预防针，例行体检，皮皮的身长体重都后来居上，从下游攀升到中上游。医生看着数据，频频点头。突然她顿住了，指着一项指标说：黄疸怎么这么高啊？

黄疸在我印象中，就是一件晒太阳就能解决的小事儿。医生却跟我说，皮皮的黄疸持续到现在，还有 12MG/DL 的数值，有可能是病理性黄疸，需要照蓝光治疗。她建议我们去医院看一看，并给我们开了证明。

我忧心忡忡地接过证明，突然间笑了起来。老李吓傻了，这不是急成神经病了吧？我瞥了他一眼：原来是黄疸啊！说明女儿不是真的黑啊！是黄疸啊！

经过了担心到兴奋的情绪，接下来需要冷静把控现在的局面。育儿经验告诉我，辨别婴儿的病情，就是要信任她，如果她精神状态正常，生长发育也良好，那么她患病的几率很低。皮皮那么肥美，黑黑的脸蛋神采飞扬，一点都不像病理性黄疸的症状：呕吐、大便颜色异常、胃口不好、精神欠佳。

初步做出判断，我就带着老李和皮皮直接回了。回家后，我翻阅了很多儿科医生的微博，请教了儿科医生，做了各种功课。皮皮的黄疸时间长，指数高，已经超出了生理性黄疸的范畴，基本可以确定是母乳性黄疸。但只要黄疸指数不超过 17MG/DL，就不需要采取医疗手段，也不需要停母乳。让她多拉屎排黄，晒阳光汲取蓝光，耐心等待，就能自然消退。

作为二胎宝妈，最大的育儿优势就是淡定。我在爷爷奶奶外公外婆的长吁短叹中，慢慢悠悠地出台了我的治疗计划：早上老李带出去晒太阳，傍晚我带出去晒太阳。就酱。

八月，广东还是烈日当空，这个治疗计划看似简单，实则充满了艰辛。晒就晒吧，还要护住眼睛和生殖器，晒了热吧，还要带把扇子给皮皮扇风，脱光了晒吧，一会儿就拉屎拉尿手忙脚乱，最后还要驱赶蚊虫蛇蚁的骚扰。半个月后，成效显著，我逢人就拉着他看皮皮：是不是白多了？我们不是黑妹啦！再去医院一测数值，正常了！

这天我正冒着大汗陪皮皮风吹日晒，收到了孕友的求救：她的宝宝长湿疹啦。肉肉可谓深受其害，两个多月的时候浑身湿疹，上吐下泻。本地医生给开了中成药颗粒，还有外用药膏，都不管用。一咬牙去了广州儿童医院，年轻帅气的医生一问病情，开了助消化的肚脐贴和脚底贴。我弱弱地表示湿疹被遗忘了，医生笃定地说：湿疹就是肠胃问题引起的，治疗肠胃就是治本，外用药涂点痱子水止痒就行。

肚脐贴和脚底贴贴了三天，啥药都没吃，肉肉神奇地痊愈了，不吐奶了，不拉稀了，浑身上下都光滑了。原来肉肉第一口奶是奶粉，所以容易对高蛋白过敏，如果我吃了高蛋白食物过奶给他，他的肠胃消化不了多余的蛋白，就会引发湿疹。

　　这事儿告诉我一个原理：湿疹表现在表皮，其实就是肠胃的问题。肠胃过敏就会引起湿疹。越小的宝宝，肠胃发育越不成熟，越容易由过敏引发湿疹。我安慰了孕友，让她不要着急，首先回忆自己这两天吃过的东西，每样再单独吃一天，顺藤摸瓜找到过敏源，停止食用就行。湿疹如果不严重，涂一些炉甘石外用就可以止痒，让宝宝舒服一些。如果严重，就要配合激素类药膏使用，快刀斩乱麻。

　　开奶、黄疸、湿疹堪称新手妈妈的三大下马威。年轻懵懂的妈妈们，被开奶折磨得呼天抢地，被黄疸的脑瘫后果吓得魂不守舍，被湿疹的春风吹又生搅得夜不能寐。没事儿，深吸一口气，慢慢做功课，摸索着做妈，毕竟这才是开始，等宝宝第一次发烧、第一次长牙、第一次咳嗽、第一次腹泻，你就知道，什么才是真正的 BOSS 了。

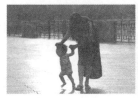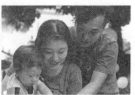

有种生物叫婆婆

中国婆媳关系的紧张在孕期尤为突出，日积月累，通常在月子期达到峰值。

矛盾通常是：婆婆不出钱不出力，凭啥跟老公姓；婆婆出钱不出力，出钱不够多；婆婆不出钱出力，做饭不合口味；婆婆出钱又出力，可管得有点多。

后代延续，人丁兴旺，作为家庭重要成员的婆婆，普遍会喜上眉梢，从各方面表达自己的快乐。比如亲自照顾、物资资助、精神褒赏等。无论她如何赞助，宝宝的冠名权终究与她毫无瓜葛。所以，当你不太好运，碰上一个先天不高兴的婆婆，对于你孕育新生命无动于衷，你不必怒斥老公：凭啥跟你姓？你要问的是另外一个问题：

你是亲生的吗？

　　有的婆婆比如将来的我，年轻的时候四体不勤五谷不分，靠和老李比拼谁懒得更持久，艰难地熬成了婆。这样的婆婆，不出力还好，一出力就是丧心病狂地制造麻烦，还要你反过来照顾她。遇到这样的婆婆，嘴上抹点蜜，说妈你不要累坏了，放下担心让我来。这样的体贴和善解人意，婆婆顺着台阶心花怒放，还不赶紧把关怀化为金钱。

　　农村婆婆得知喜讯，左手一只鸡，右手一只鸭，就进城伺候儿媳妇了。虽然经济上拮据些，但掏心掏肺端茶倒水，还要学会打煤气炉、舍得用洗衣机、习惯年轻人的作息，假如这些婆婆都能努力去适应，她的那些不合时宜的习惯，就睁只眼闭只眼吧，她做的那些奇怪的饭菜，就忍一忍囫囵吞下吧。晚上出门散步，就又多了一个和老公一起夜宵的机会了。

　　出钱又出力的婆婆，一般条件不错，人又能干。往往符合这两个条件的婆婆，多是强势又闲不住的。看到你东西乱放，要收拾；你睡懒觉，叫起来吃早餐；看到你化淡妆出门，嘟哝你不顾孩子；你吃鱼吐刺，都要求把鱼刺排列整齐，好让它们去春游。

　　我婆婆就属于最后一种高付出低成效的类型。婆婆年轻时是处级干部，在单位好歹是个领导。在家中，她仍然位高权重，掌管着三宫六院，领导的对象包括我家公公、两只狗、一群鸡、一水池锦鲤。老李从初中就出国读书，婆婆乐得十余载逍遥自在，想打麻将就打麻将，想旅游就旅游，想整顿家风就杀只鸡。一切潇洒截止于我的远道嫁来，肚子里还揣了只小的。

家里早就为老李娶媳妇备好了新房，就在一个院子的隔壁楼，传说中最完美的"一碗汤的距离"——就是和公婆不住在一起，但送碗汤到我们家，汤还没凉。

即使这样，还是与我坚决不和公婆住的预期产生了矛盾。由于住得太近，家里又太久没那么多人类，婆婆还是习惯于坐在我们客厅看电视到深夜，早上敲门跟我科普吃早餐的重要性，在老李陪我午睡时打电话给他让他去办事，把没什么实质性用途又舍不得丢掉的瓶瓶罐罐、箱箱盒盒都堆来我们客厅。这些都还能凭借我打老李撒气、眼不见为净自行消化掉。我最不能忍受的就是关于怀孕期间的各种离奇的禁忌。

比如不能吃羊肉，胎儿会羊癫疯。不能用剪刀，胎儿会不利。不能在床上用床上小桌，会动了胎气。不能走夜路，胎儿会害怕。不能去医院，胎儿会小气。

对于野了快30年的我来说，这些莫名其妙的禁忌简直就是变相软禁。于是我吃火锅，非要去小肥羊。喊着腰痛，在床上用电脑。晚上出去吃夜宵，还打包回来笑眯眯问妈吃不吃。去医院探望朋友，反问她产检也要去医院怎么办。

对于这些没有科学依据的民间传统，我都采取了迂回的抵抗政策：当面无声胜有声，落实行动唱反调。我用行动扎扎实实地告诉婆婆：美特斯邦威，我就是要走不寻常路。

当然，抗争是地下的、假装不经意的。整个孕期，我对婆婆还是敬爱有加，彬彬有礼，有事儿都推老李上前线。婆婆除了有点强势和啰唆，对我的照顾也细致周到，光煲汤就每天不重样。

表面的平和一直持续到肉肉出生。肉肉出院后几天，脸上开始长湿疹。第一次做妈，想象中的婴儿应该白白胖胖，细腻红润，看到满脸的疙瘩，嫌弃又心塞。我想尽办法，四处求医，最后了解到湿疹归根结底是肠胃过敏，只要从奶源上控制奶的营养成分，就会从根本上解决这个问题。同时还可以使用一些含激素的外用药，把湿疹控制下来。正在我每天只吃米饭瘦肉控制蛋白摄入时，我发现月嫂背着我，在给肉肉喂药。

那天我推开肉肉的房门，看到月嫂正拿着小杯子和小勺子喂肉肉喝一种黑色不明液体，我冲过去抢下来，像革命家发现特务，指着她呵斥：你干什么！月嫂有点尴尬，小声说这是凉茶。我脑袋嗡地一响：月嫂断不敢私自给肉肉喝凉茶，而且她也没有原材料，这事的幕后主使一定是精通《本草纲目》的婆婆。

当时我尚处在月子里的激素突变期，动辄怨妇上身，愤怒上脑。我端起杯子就冲月嫂吼：你经过我同意了吗？这是我儿子！转头对闻声而来的老李嘶喊：这是十几天的婴儿能吃的吗？让你妈没事儿多学点科学！

老李被当头一喝，倚在门框，默默地用手机上网查了查婴儿能不能喝凉茶，然后不声不响地下楼了。

当天的晚饭，我特地离开了我的月子小饭桌，和大家一起吃饭。饭桌上充满了剑拔弩张的味道，老李不停地扒饭，不停目露恐惧地瞟我。

婆婆不动声色，低头吃饭，一脸不悦。其他人感受到即将到来的腥风血雨，都沉默无语。

"妈，"我还是忍不住开口了，"我希望你以后无论对肉肉做什么，都要让我知道，毕竟我是他的妈妈，我不希望他有什么事的时候，我居然不知道原因。"我放下筷子缓慢而坚定地看着婆婆。

"那是七星茶嘛，我们这里广东小孩都喝，是去火去胎毒的，可以治疗湿疹。"婆婆头都没抬，一边夹菜一边拖长语调说道，语气里充满了"你真不知好歹"。

"你知不知道十几天的婴儿，肝肾根本就代谢不了除了奶和水之外的任何食物？你给肉肉喝凉茶，不中毒就算好的，哪能治病，你知不知道七星茶早就上育儿黑名单了？"我不顾老李投来的求饶目光，激动得手都在抖。

"我不知道，我只知道我们这里的小孩，都是喝凉茶长大的，你老公我儿子也是这么长大的。"婆婆杠上了。

"我不管谁家孩子怎么样，也不管你儿子怎样，我只想让您知道，对我的儿子做任何事，最起码都要让我知道，要和我商量，因为我是他妈妈，要对他负责。这是我的底线和原则。"我坚定地甩下这段话，就搁下筷子上楼了。转头瞥见坐在一旁的老李，整个人都充满了不知所措的慌张，作为一块夹心饼，此刻他的内心戏，肯定丰富而充满张力。

首次正面冲突之后，我和婆婆持续了一段时间的冷战期。除了礼节性的"妈""嗯"之外，别无他话。老李成了那段时间里最纠结的角色，成日在妈和媳妇之间奔波斡旋，但是笨嘴笨舌的他加上内心的紧张，一出口就两句话：她也是为肉肉好；别生气了，生气了对身体不好。估计在敌方面前，他还是这两句万能句式。两国交兵，不斩来使，作为婆媳关系中的双重来使，老李只能成为一只不断地被忽略、被嫌弃、被泄愤的，两边都不是人的猪八戒。

虽然我俩持续僵持，但嘴硬心善的婆婆并没有停止月子餐的供给和必要的月子保健。她交代其他人提醒我不要吹风、不要贪凉。还坚持每天煲艾叶姜皮水给我洗澡，给我煲汤煮夜宵。

月子期过去，我的激素值逐渐恢复正常，情绪不再那么容易间歇性癫狂，打心眼里觉得一码事归一码事，不和我商量喂肉肉凉茶是不对，事后她虽然没有认错，但毕竟她是长辈，能继续围着我们母子俩鞍前马后，就充分说明她是一个心胸开阔、没心眼不记仇的人，这在婆媳关系中，是一个多么宝贵的品格啊。更没想到的是，自从"凉茶门"事件之后，每逢肉肉的问题，婆婆都会以"跟你商量一下"开头，跟我讨论处理方案。这样一来，我更加羞愧难当，大多会笑嘻嘻地回答"妈你做主就好啦"。美苏结束冷战，进入缓和期。

和婆婆相处的时间越长，越发现她就是将来的我——没心没肺、贪玩爱美、心善嘴臭、强势心软。我顺势想了想，假如将来我做了婆婆，儿媳妇怀孕生孩子，我会怎么样？得出了两个结论：

有钱，给钱请保姆，隔三差五去夸赞下她气色好，肚子形状美。

没钱，让老李去做保姆，隔三差五去夸赞她气色好，肚子形状美。

一是因为我在家务烧菜方面是先天性缺失心窍，二来我这火暴脾气，万一又赶上更年期，别说伺候别人，别人伺候我都会兵刃相见。身份一代入，我就发觉，同样的性格，我婆婆的胸怀实在是有点宽广。儿媳界有一句名言：婆婆就是婆婆，永远都不会是妈，根本不会把你当作女儿看待。等我做了婆婆，我们婆婆界肯定又是另外一番说辞：儿媳就是儿媳，永远都不会是女儿，根本不会把你当作妈看待。

假如你和 A 是闺蜜，A 和 B 也是闺蜜，照理来说，等量代换，你和 B 也可以成为闺蜜。可是往往你和 B 怎么都不来电，甚至互相有点嗤之以鼻。最后的情况就是，你和 A 依旧是闺蜜，A 和 B 也亲密无间。你和 B 心照不宣地成为了淡如水的点头之交。完美。

这种关系放在朋友身上很正常，很好接受。可是放在婆媳关系身上，似乎所有人都不那么冷静。你看，你和老公是终生伴侣，老公和他妈是前世情缘。照理来说，等量代换，你们该相互爱屋及乌、休戚与共。可中国婆媳可谓是天敌，不但做不到点头之交，常常短兵相接，你死我活。

你们从前是陌生人，一朝变成口边的"妈妈"，有了法律保护的关系，这也并不代表，你们对对方的认可，也如称呼一般亲近。强行臆想婆婆把你当成女儿看待，或者一厢情愿热情过度，都是不理智的行为。婆婆养育了老公，是老公最亲近的人，有可能老公的性格就是遗传婆婆，所以你和婆婆也相谈甚欢。也有可能她的性格，和你老公彼此互补，恰恰相反，是你不喜欢的那一款。做婆媳也和结交朋友一样，看缘分、讲气场。处得来自然好，性格不合，像处理朋友关系一样，谦谦有礼，和谐共处，为什么要奢求婆婆和妈一样呢？

　　每次我妈来看我，都会说我对儿女太粗糙，不细心，贪玩又懒惰，根本不像个人，更别说做人妈了。我也就死皮赖脸承认，然后一如既往地不像妈。如果这番话从婆婆嘴里说出来，第三次家庭战争就要爆发了吧？

　　我越发地想明白婆媳关系的走向，开始有节奏地控制和婆婆之间的距离：万事好商量，坏人老李当，遇到育儿事，原则不能让，婆婆是家人，和气不能伤。

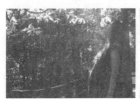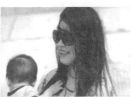

莫欺少年穷，
莫笑奶妈肥

　　成为广东儿媳已经 3 年，经过观察和思考，我总结出若干条"南方为啥少胖子"，原因如下：1. 广东四季含糊，季季都是烈火干柴，胖子怕热，动辄大汗淋漓，破坏市容市貌。2. 广东绿树成荫，正是蚊虫蛇蚁的根据地，胖子肉多血浓，招咬。3. 粤语博大精神、自成体系，熟练掌握需要走心，胖子懒惰成性，影响正常生活沟通。综上所述：胖子在南方将会命运多舛，生不如死。

　　当我理清思路，得到真理时，已经在我婆婆好汤好水的灌溉下，光荣地成为了一枚女胖子。加上我高大威猛的身材，一奔跑地动山摇，犹如火车过境。

这样的窘境在我怀孕生子后更为严峻，整个孕期，我肆无忌惮地重了40斤，结果肉肉6斤4两。对比那些总共重了十几斤，娃就占一半的招人恨的孕妇，6斤4两和40斤实在让人太难以启齿了，总觉得自己在借着肚子骗吃骗喝。出院时我往医院的秤上一站，我擦，才轻了8斤。也就是说，我还有30多斤莫名其妙的肥肉。

坐月子，几十只眼睛看着你，你只能吃了睡，睡了吃，反正撕裂的伤口还痛着，也运动不了。做完月子一称，肉肉那8斤又给补回来了。我一头栽倒在床上，翻身平躺，低头看到自己的胸和肚子一浪接一浪地矗立着，肚子骄傲地鼓起包，向胸叫嚣着：给老娘等着，再过几天就高过你！

自己演完这出戏，心里酸涩酸涩的，那一个星期，我刻意地偷摸减少食量，像土豪那样，饭菜吃一半，倒一半。饿了就多喝点水，也能帮助维持奶量。肉肉吸奶吧唧吧唧响时，我心里得意扬扬：谁说喂奶就不能减肥了？荒谬！我吃少一点，加上肉肉每天吸走的奶水里的脂肪，很快我就要恢复已婚少女的风采了。

一个星期后，所有人都发现，肉肉不太长肉了。刚刚起藕节的手臂停滞不前。隔一个小时就哭着喊着要吃奶，看我的眼神都充满着饥饿的仇恨。我肉不见少，但精神呆滞，坐久了站起来，眼睛就发黑。有时候饿得发狠了，举手抬足都发抖。老李看在眼里，顺藤摸瓜，发现了我的惊人秘密——奶妈居然在偷偷减肥！

他开始摆事实，讲道理，上百度，下资料。他说，虽然母乳一半是脂肪，但是里面也包含了钙啊，磷啊，还有各种营养成分。这些营养从哪里来啊，还不是从你身上来？你不吃不补充，就得把你榨干。把你榨干了还不够，那肉肉就只能日渐消瘦。你看你这种行为是不是违背了科学精神，也丧失了一个母亲最基本的节操。还是不是贤良淑德、心地善良的那个你了呢？你肥一点没关系啊，肥美也是一种美啊！珠圆玉润、白白胖胖，这丰乳肥臀，一看就是好生养的大少奶样，富贵啊！

被老李先抑后扬地教育了一番，我带着点歉疚接受了奶妈就要有奶妈样的现实。照镜子时的愤恨，我一般归咎于老李：看看，这还不是因为给你生儿子！然后就心安理得地享受初为人母的富态。这祥和宁静的生活被一位阿姨意外打破了。

那是在一次兴高采烈的旅途中，我和老李还有诸多小伙伴们在香港打边炉。点汤底时服务员阿姨强力推荐点猪骨高汤，她说："宜家有佐，系要点滴有营养的嘛！"说话途中，眼神在我身上扫来扫去，满脸关切的微笑。面对一桌小伙伴们涌来的目光，我再也不能装作听不懂了，在心里问候了她全家以及左邻右舍三姑六婆。她说的是：现在怀孕了，是要吃点有营养的嘛！！！

经过这场有生以来最大的耻辱，我的爱美小宇宙爆发了！我痛定思痛，许下气壮山河的誓言：我一定要从雷一般的胖子，瘦成闪电一般的瘦子！（此处掌声经久不息。）

减肥计划红头文件正式颁布了。第一天，我的革命热情高涨，当闹铃像号角一样吹响，我已经全副武装，活跃在减肥强体的第一线。小区的保安看到我矫健的身姿，都投来赞许的目光。阳光穿过我的帽檐，闪烁着温柔的节奏。我一鼓作气胜利完成了绕场一周的任务，骄傲地抬起头颅，回到房间。

然后，吐了。

老李忙从床上翻下来，到厕所慰问我，拍着我的背跟我说：第一天，不要那么拼，慢慢来。我沮丧地坐在马桶上，哀叹道：太久没运动了，真的是老了。

挨着饿到了晚上，还要坚持去操场快走。走得我一身大汗，好不痛快。回到家中我心里满满成就感，哼着小曲儿洗了个澡，坐在电脑前煲剧。突然一阵天旋地转，我艰难地扶住桌子，转身对老李嚎叫：我这是要死啊！

老李过来摸摸我的头说，有点要发烧的迹象，别嘚瑟了，赶紧关电脑睡觉。我赶紧爬上床，补了两颗感冒药。躺在床上，我的脑袋翻云覆雨，一种廉颇老矣、李广难封、岁月无情人无力的情绪纠结不已。老李说，明天早上您老就先歇着吧。

首次出征的坎坷，并未打碎我这颗必胜的心，我为了激励自己，翻出怀孕前的衣服，挨个勉强套了一遍。立即满血复活！我修改了减肥计划，把每天晨练改为隔天晨练，晚餐也加入了蔬菜和水果。

痛苦的一周过去了，我满怀期待地往秤上一站——轻了两斤，尔尔。

当我伴着夕阳红的内心背景音乐准备终结这次无意义计划时，我收到了来自我妈的微信。我妈说：女人生孩子是一件非常辛苦的事，还需要面对衰老和肥胖，但看到肉肉，一切都是值得的。你要在健康的基础上循序渐进，戒骄戒躁，慢慢来，总会成功！妈妈相信你！

虽然怀疑我妈和老李站在"保卫肉肉口粮"的统一战线内，但我还是认真地认输了。我兢兢业业地好吃好喝，把维持肥胖作为工作重心。

胖归胖，胖也有胖的美，简称"肥美"。要知道，肥美可比纤瘦要高级多了。环肥燕瘦，一个肥美杨玉环获得的恩宠，要掌上飞燕合德齐魅惑才行。如何肥美，是我最亟需解决的问题，我即刻对自己的身材做了剖析。

首先，奶妈都胸大，胸大就容易显得虎背熊腰，切忌穿上下同宽的大袍，那样看起来依旧是个孕妇。其次，肚皮松松垮垮还没恢复，因为孕期需要囤积脂肪在屁股和大腿，以支撑胎儿的重量，所以，下盘也是不能看的。总结下来，浑身上下，除了脸和腰，都需要掩护。于是，我初步制定了肥美着装路线：蝙蝠袖、高腰裙、褶皱腹部、大裙摆。这样，既规避了肥的部位，又凸显了残余的曲线美。颜色选择上，各种粉色亮色都会引起他人对庞然身型的侧目，唯有低调的黑灰咖，才是肥美奶妈安生立命之本。在这个身材危难的时刻，我处心积虑豢养的一头长卷发发挥了至关重要的作用，它潇潇洒洒，风情万种地散落在胸前腰下，转移了审美注意力，不断地提醒来往路人：这个胖子还是充满了女人味的。

我顽强地肥美着，直到八个半月时，肉肉终于断奶了。

断奶后，我首先和闺蜜术术姐去香港玩了一圈儿。我俩许久没见，嘴上不停八卦说着，腿上不停逛街走着，眼睛还要不停四处看着。太久没逛街，我煞有其事地画了精致的妆。朝夕相处了几天准备回家，我正蹲在地上收拾行李，站起来的一刹那，发现术术姐正目不转睛地看着我，她含着复杂的语气缓缓地说：峇峇，你真是我见过的最美的胖子啊！

语罢，我的大脑高速旋转，一时间都不知如何接茬。这，这是在夸我？"最美"和"胖子"两个词语激烈地肉搏着，我陷入了有生以来最深的纠结里，无法自拔。这个苦恼一直持续了很久，夜深人静，望月自怜，我都会愁肠百结。我又想留住"最美"的头衔，又不想是个"胖子"。可如果减肥，回到正常人类的世界，我就排不上"最美"了。这种选择，对女人来说，实在是太残酷了！但，术术姐这句残酷的赞美充分表明，我已经成功做到了肥美！肥出了境界！

人算不如天算，断奶后我的饮食恢复了正常，加上日常锻炼，我的体重恢复到孕前+10斤的样子，能隐约看出年轻时前凸后翘的风采了。趁着能穿上孕前的衣服，和老李去欧洲补了一个蜜月。回来后，皮皮就登陆了。

第二次怀孕，我重了30斤，加上之前残余的10斤，等于还是增重40斤。皮皮从肚子里一出来，医生一把捞起来放在我身上，我低头一看，吓了一跳。皮皮实在是太小了！头只比我的拳头大一圈，整个身体皮包骨头，蜷缩着啼哭，就像只小奶猫。医生一磅体重，5斤4两，比肉肉还轻了一斤。身为一个172厘米身高，膀大腰圆的肥孕妇，生出这么小的娃，实在太对不起一身肥膘了。

有了上一次的经验，我在心态上有了成熟的调整。出院、坐月子，直到今日，我都没有上过称。我安心地吃，安心地睡，眼不见为净。第一个月，我就把瘦弱的皮皮，从出生时的5斤4两，喂成了一个9斤3两的小肥妹。香港母婴保健所的姑娘，一个劲地夸奶水好，妈妈棒，夸得我心里美滋滋的。同是香港人，怎么差距就那么大呢！

这次，我也没有强行减肥，我安然淡定地重拾"最美胖子"的桂冠，享受着丰乳肥臀的大少奶气质，人生能有几多"最美"啊！奶妈履行职责的同时，从自身的体型出发，重新形象定位，肥美也是一种不可多得的美啊！

当然，"最美"是要忍受来自世俗的压力的。比如，我认识的科学家界身材最好的李淼老师（我就认识一位科学家）在我时任奶妈期间，疯狂发朋友圈，抨击全世界的胖子，认为没有人鱼线就不是人是狗，没有腹肌就是屌丝中的豆腐丝，给我和我肥女儿的身心都带来了巨大的创伤，奶都是咸咸的带一点苦涩。

如今我在路上看到体型同样丰满的人，总会惺惺相惜。我总觉得在他们臃肿的身材背后，总有一段不为人知的艰辛。比如生娃、生病、失恋、对美食0级防御等。除此之外，他们还要忍受肥胖带来的怕热、被蚊虫欺负、路人无情的眼神嘲笑。但是，我坚信他们和我一样，总会抱着"不成功便成猪"的不灭信念，瘦成一道闪电的。

等我断奶，瘦成一道闪电，我一定竭尽所能，对这个世界上的所有胖子都好一点。

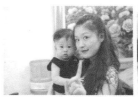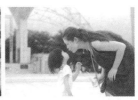

减肥，没有捷径，
没有止境

对于瘦过的人来说，肥胖是生命不能承受之重。对于我来说，肥胖像无疾而终的初恋那样，盘踞在心头，隐隐作痛。路上有人喊"美女"再也不能欲拒还迎地微微回头了；45 度的自拍再也不美好，别人拍的你更是"即使相见应不识"，不可思议地望照落泪；遇到旧相识，闪躲着惊诧的目光，抢先把"我还在哺乳期，所以不能减肥"这句借口扔了出来；机场安检，海关过检，银行办事，始终要接受比普通人 N 倍时长的辨别，遇到不识歹的工作人员，还会故作好意地问一句：这是你吗？你怎么胖那么多？

我力排众议，咬牙切齿，老老实实做奶妈，踏踏实实坐实"最美的胖子"，终于等到了皮皮断奶。至此，30 岁前完成了生育大计，我将彻底迎来我的新生。我那萦绕在心头四年之久的减肥计划，终于可以淋漓尽致地开展了。我对自己的身体进行了科学的评估。

首先，今非昔比，我再也不是那个靠饿一周就能获得小蛮腰的少女，我已经告别了基础代谢迅速的青春时代，连续的饥饿不会立竿见影，还会让身体认为主人食不果腹，我要努力积攒脂肪，以防她有朝一日露宿街头。

第二，经过生育的浩劫，元气大伤，加上哺乳期的营养流失，已经经不起翻来覆去的折腾。面黄肌瘦、日入中年的我们，更需要胶原蛋白和紧致的皮肤。这和身材的凹凸有致是并驾齐驱，不容小觑的。

第三，做了妈，就要有结实的体魄，面对生活的风吹雨打、孩子的胡搅蛮缠。过去那种高强度高渗透的减肥方式是不适合一个三头六臂的妈的。

所以，产后减肥是一个需要从长计议，慢条斯理的大工程，是一个循序渐进的持久战。我为自己制订了一个为时半年的减肥作战计划。

首先，创造一个减肥环境。

健康的减肥不是一蹴而就的，也没有什么非正常手段，就是靠闭上嘴，迈开腿，远离娘家的厨房，给自己一个清净的减肥环境。每当我爸用一种赞赏的眼神告诉我：你这样身材刚刚好时，我就知道自己该减肥了。他们也见不得我少吃那么一点点，仿佛我的脂肪是一层铁布衫，能保护我的身体茁壮安康。

其次，要远离吃货。屏蔽那些居心叵测的"深夜发吃小组"，和吃货暂时划清界限。脸带严肃壮烈，手持绝交信，杜绝一切大吃大喝。

最后，放下其他事，集中注意力。

研究表明，人类的大脑专注力有限，你这个阶段集中背诵单词，就不要再揽下家里的装修。你决定了减肥，就不起誓考研。否则，千手观音会让你手足无措，越发疲软，最后一件事都无法达成目标。减肥的那几个月，就托付好其他事宜，专注减肥。

有了一个优良的减肥环境，减肥就能有条不紊地开展了。

第一阶段：哺乳期末期，锻炼体能。

盼星星盼月亮盼日食月食，终于盼到了哺乳期的尾巴。我开始有意识地把女儿交给老李，让他哄女儿午睡，然后我就戴上耳机带上水，独自走40分钟，沿着市区走一圈。对，就是走，不是跑。这个阶段，我不再喝下奶汤，改为多喝水，填饱女儿的胃，清理自己的胃。同时调理自己的作息，用快走来调节体能。就这样蚂蚁搬家似的长线作战，一个月下来，我轻了五斤。

虽然只是五斤，但也是实打实地瘦了啊，五斤猪肉，能吃上好几天呢。这初战告捷，不费劳力，增长了信心，也为接下来的阶梯式减肥奠定了体能基础。

第二阶段：集中火力，对抗脂肪。

第一阶段，把体能锻炼出来了，下一阶段是重头戏——密集运动。断奶已成定局，我彻底抽身，一个人到了南京。在南京开展了半个月的密集减肥工作。没有了肉哥的捣蛋，皮妹的吵闹，我大展拳脚，向目标进发。

回到南京，我首先放大了自己曾经的玉照，前凸后翘的那种。订在客厅最显眼的位置，供自己忏悔、瞻仰。遇到狐朋狗友约饭，就看看那张照片；遇到肚子饿到唱歌，就看看那张照片；遇到完不成运动目标，就看看那张照片。

然后，找一件曾经的衣服，残忍地放在客厅最显眼的位置，每天试一试，体察内心深处，从穿不上，到勉强穿上，到刚好合身，到略大的欢欣。

最后，我去集市，买了一星期的水果。到书店，买了一叠书。上网，买了一些维生素和钙片。减肥大计正式进入关键时期。

每天我睡到自然醒，就自己煲点粥，适当补充一些蛋和红肉，把淀粉的补充放在早晨，聚集一天的体力。接着就出门散步，坚持步行去任何地方。去拜访朋友，去母校缅怀青春，去秦淮湖畔赏景，去紫金山踏青，无论去哪里，都靠11路。年少往事和良辰美景，都时刻警醒我，要恢复身材，回到过去，融进风景。

到了午饭时间，走到哪里算哪里，点一些鱼虾、蔬菜，补充蛋白质和纤维。午餐过后，回家睡午觉，睡觉是减肥里不可忽略的重要一步，睡觉能补充体力，睡觉还能消耗能量，情绪也在舒适小憩中得到舒缓。

午觉起来后，就不再进食任何主食，把水果榨成果汁，饿了就喝一些。等到饿劲过去，就整装待发，出去跑步。夜晚的长江路夜凉如水，街上三两行人，我听着歌数着步子，很快就达到了一小时的运动量。慢慢踱步回家。

回到家中，跑步的疲累已经消散得差不多，这个时候补充一点维生素和钙片，喝一点牛奶。然后就懒在床上看书，用精神食粮抵御饿神的骚扰。

刚开始的两三天最难熬，每到夜晚，肚子都饿得发慌，翻来覆去饿枕难眠。坚持到第四天，我的身体开始习惯这样的节奏，不再那么饥渴难当。我暗自欢呼：一次成功的减肥，最难的就是开端。

两周后，和跑步的热恋期悄然逝去。虽然跑步是最简易的有氧运动，但是我还是渣男般对它产生了厌恶，我在寻求新鲜感，寻求一种新的有氧运动。各种健身操就在这个时候插足了。

花样繁多的健身操，让我纠结不已，我贪恋《Tabata》里的肌肉男美色，又向往《Pump it up》里的一大撮青春美少女。最后，都败在了自己先天性失调的肢体能力面前。我只能郁郁寡欢地选择了郑多燕大妈——动作简单，强度适中，正适合我这样小脑萎缩、体力有限的家庭妇女群体。

健身操和跑步交替进行，清心寡欲一个月，走路不喘了，眼睛明亮了，路上有人喊"美女"也敢略回头了。意气风发地往秤上一站，十斤又下去了！

第三阶段：打击重点部位，谨防瓶颈期。

就这样甩掉一身肉，回到了广东。遇上灼热的夏天。这样的季节，自然是不能出门暴晒，赔上自己唯一的优势——白。我的减肥计划也刚好进行到第三阶段——重点部位重点打击，这个阶段在家偷偷进行就可以。

　　谁生谁知道，生完孩子后的肚子松垮垮，胸部也缩水干瘪，两条膀子由于抱娃粗壮难当。最自虐的腰腹训练开始了，时下最时尚的腹肌撕裂登场了。别看简单的 9 个动作，每个坚持 30 秒，都艰苦卓绝。从刚开始马马虎虎完成，到最后轻松搞定，个中痛楚，一把鼻涕一把泪。一个月后，我终于不用吸气，也能穿上贴身的衣裙了。

　　胸部的调整三招搞定，一、健胸运动。二、娇韵诗系列产品。三、戴调整型内衣。一个月下来，虽然回不到蜜桃时代，总算不是丝瓜奶了。

　　最后的手臂是个头疼的问题，因为，抱孩子是条不归路啊。我痛定思痛，调整了战略，不减肉，练线条。我就地取材，把空的矿泉水瓶子装满，每天平举 20 分钟。两只手背着在身后，拉一条毛巾，做左右摇摆运动。手臂线条一柔和，吊带和背心终于从内搭羞答答地上了门面。

　　第三阶段为时一个月，再往秤上一站，我傻眼了，指针停留在一个月前。

　　我艰苦卓绝地持续运动，每一滴汗水都是当初喝下去的汤水。当我尝到胜利甜头的时候，残余的脂肪死缠烂打地给我添了新堵：我到了瓶颈期。

　　任凭我把自己累成狗，没日没夜，像得了躁郁症那样动个不停，体重计的指针就这样纹丝不动，咧着大嘴冷眼嘲笑。我的生理和心理都到了崩溃的边缘。我把自己放倒在瑜伽垫上，大口喘息，扪心自问：这个世界还有没有天理？凭什么有的人不需要努力就能前凸后翘，那些天赋异禀的瘦子，简直就是天生败类，吃了不长肉，浪费国家粮食！
而我，饿其体肤，动其筋骨，劳其心志，还是斗不过脂肪。

想做人生赢家，难，得靠老天的眷顾。想做个美貌苗条的人生赢家，
更难，不仅要靠意志力支撑，还要全方位把握科学知识。我想把减肥
持续，只能从头梳理，学习脂肪、肌肉和体重之间的辩证关系。

原来，我的瓶颈原因，大致有两个。第一，我的第三阶段主要是
针对局部的无氧运动，持续时间不长，没有规律。而人体运动的时候，
首先减掉的是糖分，等糖分消耗完了，脂肪才不情不愿地出场。只有
有氧运动 20 分钟后，脂肪才会参与到燃烧中来。

第二个原因抚慰了我，那就是，虽然我的体重没有减掉，但是体
型发生了剧变。这是因为我的体脂率降低了。脂肪像泡沫那样又肥又
腻，体积庞大。而肌肉密度小，占质量却不占体积。这就是为什么两
个同样 120 斤的女人，一个凹凸有致，一个臃肿难忍。体型的天壤之别，
不在于体重，而在于体脂率。

我不再焦虑沮丧，我修改了我的锻炼计划：把局部无氧运动放在
20 分钟的有氧运动之后，不再强迫症似的每天上称，改为每天试一遍
怀孕前的紧身衣，体察享受腰腹尺寸的微小变化。

不要羡慕那些"怎么吃都不胖的不要脸瘦子"，因为有一种肥胖，
叫"隐形肥胖"。她们自持天资，有恃无恐，不爱运动，这会导致她们
肌肉比例低，脂肪比例超高，一旦超过 30 岁，或者遭遇生育，就会发
展成真正的胖子。无论是现实的胖子，还是隐性的胖子，都要未雨绸缪，
加强运动，用脂肪换肌肉傍身。要知道，肌肉能提高基础代谢率，你

的营养都会被肌肉先吃掉，甚至你在睡梦中，肌肉都会毫不懈怠，替你干掉脂肪，保持身材！

两个半月过去，我靠着惊人的意志力和健康有序的减肥方式，减掉了整整 15 斤的顽固脂肪。同时身体也变得比以前更紧致，可以自如同时抱起两个娃。可以和老李进行友好的互动肉搏，势均力敌。

回头再看这两个半月，循序渐进地节食、运动，加以科学的介入，会让痛苦来得更少一点。减肥，从来没有捷径，它从来不难，只是辛苦。苦在意志力的坚定，苦在运动的枯燥，苦在肉去如抽丝的煎熬。当穿上昔日华服，鸟瞰众胖子，我终于可以在别人"美女"的口哨声中，故作高冷地摇摆头颅了。

第五章

当妈就是和苦逼的育儿
生活谈恋爱

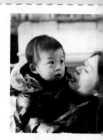

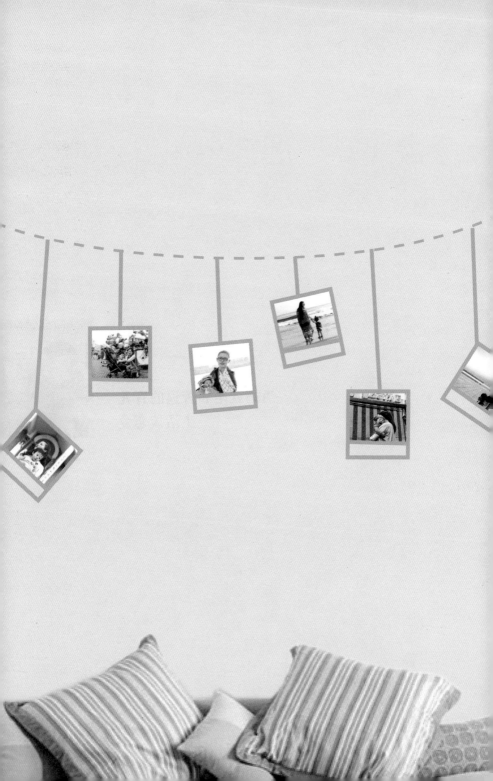

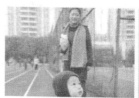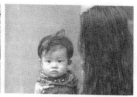

当我老了，
当你未长大

　　每周五，推开所有玉盘珍馐的夜宵，和老李盛装打扮，守在电视机前等《爸爸去哪儿》。咱们一致关注 Kimi，因为 Kimi 的嘴巴，和肉肉一样，无时无刻不在微张，天生性感尤物。第四期 Kimi 终于被爸爸成功甩掉，小小的身影在乡间小路徘徊张望，我就开始瘪嘴酝酿，老李回头看看我，我眼泪就顾不着害臊，唰唰地奔腾。

　　晚上睡觉，脑子里又浮现 Kimi 无助的小身影，我无端想到龙应台《目送》里的那段话。"我慢慢地、慢慢地了解到，所谓父女母子一场，只不过意味着，你和他的缘分就是今生今世不断地在目送他的背影渐行渐远。你站在小路的这一端，看着他逐渐消失在小路转弯的地方，而且，他用背影默默告诉你：不必追。"

小时候，你小小的身影不停地寻找爸爸，长大后，你不停地留给爸爸长长的背影。

婚后回江苏，我在家里找到一双红帆布鞋，崭新的，红彤彤，捧着那双鞋心有余悸。上小学时，我攒了很久的零花钱，欢天喜地地买回家，被我爸一把摔在地上。他认为在读书的年纪里，只有蓬头垢面、不修边幅，才是好好学习的样子。发箍、头花、情窦初开以及一切青春美好都是违禁品。

毕业后我留在了南京，热衷买衣服，偷偷谈恋爱。好像在心底里，疼惜那个丑小鸭的自己。邻市的爸妈每天都不厌其烦，10点打电话查岗。和朋友聚会，总是费劲周折，到点飞奔回家接听电话，再回到原地，往往已经没了心情。我心里始终有一对狰狞的翅膀，如果不是自己拼命按捺，早已飞到海角天涯。

在我的订婚仪式上，三姑六婆悉数到场，喜气洋洋。唯独一个人，坐在一边，眼皮耷拉，嘴角下沉，那个人就是我爸。酒过三巡，气氛突然由欢喜无缝对接到凝重，首先是喝大的舅舅毫无征兆地开始流泪，女眷们自然被戳到了泪点，跟着抹眼睛。我用余光看到，我爸哭了。

他坐在我背后那桌，佝偻着背，用手狠狠捂住眼睛，低着头使劲抽泣。似乎用全身的力气潮涌出泪来，又再用全身的力气堵住泪堤，好像世界上最隐忍最辛苦的哭泣。他的喉咙里，应该泛滥着厚实的酸涩，既化不开也喊不出来。慢慢我的喉咙里也充满凝结的酸涩。我不敢说话，怕一开口就成了哽咽。

我就那样背对着我爸坐着，我们之间隔着一条走道。他在低声抽泣，我无法动弹。二十几年，我曾经无数次盼望着长大和离开。如今订婚礼上的一条走道，隔出我的上半生和下半生。走道一边是我抽泣的爸爸，另一边是紧握着我手的老李。我第一次感觉到：我要远行了。

生完肉肉，爸妈留在广东陪我坐月子。我妈给我煮鱼，在盐放多少上犹豫不决，怕重口下奶不够清淡。我爸站旁边就发火了：你就知道小的，我女儿也要吃得有滋有味！你们都只顾小的，我只顾大的！

我爸独自提前回江苏，我没有送他离开，只是站在窗边，看着他的背影，搬行李上车，关门远去。我突然被戳了一刀，泪流满面。初为人母，才体验到背影的杀伤力。背影意味着我们彼此的生命，每一次都在渐行渐远。

不知道在我爸的记忆里，我哪个背影是永生难忘的，或者，那背影已经多到数不清，多成习惯。现在，背影变成了电话，变成了视频，变成了快递。连背影都变成了奢侈品。

我想，每一次我爸都很想问：宝贝你去哪儿？回答他的，只有长长的背影和年少的狂躁。等我想开口回答，身已千里。

我知道，终有一天，肉肉也会经历自己的叛逆和出走，他会认为我和老李，站在世界和自我的对立面，是他闯入缤纷红尘的最大阻碍。他也会像我一样，毫不犹豫地远走高飞，留下长长的匆促的背影，供我和老李望穿秋水。祖祖辈辈循环往复的自我觉醒，都把和父辈的割席竖为里程碑。这也几乎是每个人，告别母体，向内心行走所要付出的情感代价。

到那时，愿我不会慌张，不会心伤，只安静地做一枚美妈，长倚门畔，默然送行，从不问他去哪儿。我知道，他从我的子宫而来，无论他去哪儿，都会带着峰回路转的感恩和风尘仆仆的疲惫，从世界的每一个角落，疾驰归来。到那时，愿我们还不算老，臂膀还足够稳健有力，能像儿时一般，扶起他的肩膀，安抚他每一次的跌倒，依旧柔声拥抱：爸爸妈妈在这里，一直在这里，什么都不要怕。

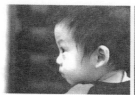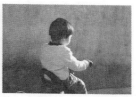

给肉肉的情话

肉肉，今天是 4 月 1 日，西方的愚人节。从 10 年前的今天开始，这一天开始沾满哀愁，那一天，华人巨星张国荣跳楼自杀。

此刻，电视里正在直播《继续宠爱·十年·Miss You Much Leslie》张国荣十周年纪念演唱会，莫文蔚在和这位逝去的巨星隔空低吟着《只怕不再遇上》。

妈妈坐在床尾，爸爸坐在床头。我们俩都不是张国荣的粉丝，此刻却都被跨越生死的柔情蜜意感动与震撼，眼角湿润。

张国荣自杀那年妈妈刚刚上大学，《流星花园》如火如荼地在校电视台热播，上铺的舍友是个颜控花痴，疯狂地迷恋周渝民以及一切花样美男。来年张国荣一年祭时，随着铺天盖地的影音怀念，她中邪一般沉溺，张国荣的歌、电影她都沉默着看完，沉默着听完。妈妈感觉，她好像少女开了情窦一般，从迷恋容颜到学会爱上灵魂。

我那时候并不能理解她的性情突变，10年过去，此刻坐在床尾，如鲠在喉的妈妈，突然间醍醐灌顶——是死亡的魅力。

乔布斯说：死亡是生命最大的发明。有时候，死亡也是生命最大的魅力。生命如同一张漆黑底片，只有死亡带来的尘埃落定，才最终使这张底片染上五彩斑斓，艳得灼伤世人的眼。比如梵高，再比如张国荣。他们的绝美，重音押在绝。离开后的张国荣，浓缩成一场缓慢的电影，怎样人间烟火的场景都被拉成长长的叹息，美得像纯白的慢动作飞舞的羽毛。是死亡，把他的生命嫁接成传奇，前赴后继的人唏嘘宿命，从而在他死后爱上他。

妈妈在生完你以后经常整晚失眠，和爸爸谈论生命和死亡。你的出生让妈妈对生命和死亡的思考变得生动和立体。

人说婴儿是爱的结晶，生命的延续，爱的结晶是真，生命的延续似乎只是自我安慰。繁衍是每个物种的残酷程序，我们是草芥一般的奴隶，朝开夕败，无关痛痒。我常常边喂奶边为你、为我们伤心。我们不像蓝天大地有着地久天长的永远，我们要靠繁衍缓解恐慌，麻痹自己终将灰飞烟灭的归宿。一旦出生，谁都逃不掉，你说生命有没有意义？佛是什么？神是什么？其实就是创造这种前赴后继的宿命。人类把宿命拟人了、神化了，就显得自己悲悯和伟大。有信仰的人是幸福的，那是精神鸦片。

所以肉肉，我有时觉得无法面对你。我不知道等你有了思想和三观，你会怎样看待生命，会不会怪我带你走这无聊的一遭。而你的出现让我开始觉得生命是轻飘飘的、抓不住的，虽然我们承载着它，却是它的俘虏，它想走时我们就倾刻毁灭，怎样挣扎都无济，也来不及。纵然再珍惜它，它终会负心离去。

后来我又思考，人为什么要发明工作、货币、社会？也许工作上的一个成就，发了一笔财，在社会关系中的种种折腾，把生命分成了一节一节。这样，真相就被掩盖了，生命显得有意义了。这种意义，只建构在生命之内。可生命一旦消失，你创造的意义去哪里了？

我幼年时就会思考，"为什么会有我""为什么我是我"等无解又似乎冥冥有解的问题。也许同样的父母，早一夜春宵，我就不是我，又或许是另外一个我。"我"是世界上最难以解释的一个词。就像我会困惑我的由来一样，你也是莫名地被出生在这个世界上。你出生后常常在梦里痛哭，有时又会笑出声来。我有时会觉得，你梦中的哭笑是因为你在脑海里，正在销毁前世的记忆，那些快乐伤悲，边放映边粉碎。所以人类婴儿时期的记忆都是空白，那些时间用来清空和告别前世，不能带入今生的俗世。

你爸爸就会用前世来世来安慰我。如果有前世，为何我今生绞尽脑汁也记不起。如果有来世，我像不记得前世一样不记得今生，那今生的"我"不也还是等同于消失了。

人生真的好短，妈妈爸爸的六七十年，已经过一半，我俩夫妻伉俪情再深，结缘时也已经二十多岁，能牵手不过四五十年，我们俩陪伴你的时间，更加短暂。因为你的生命之于我们是独立存在的，你只是攀藤的弱小植物，想要借助我们长大，终会自己开花结果，枝指蓝天。

就像纪伯伦说的那样：他们是借你们而来，他们虽和你们一同生活，却不属于你们。你们可以给他们以爱，却不可给他们以思想，因为他们有自己的思想。你们可以庇护他们的身体，却不可庇护他们的灵魂，因为他们的灵魂居于明日之屋宇，那是你们在梦中也不能想见的。

每次夜深发作想到我们迟早会永远分别，眼泪就瞬间崩塌，恨我和你爸爸为何不是青梅竹马爱得久些，和你的亲缘为何只是半生那么短，爱再无限，也要败给有限的生命，多么难过。今生的每一段亲缘都是相逢恨晚，怎么恨怎么爱都不够久。

佛教里又有一说：前世未了缘，今生才再续。在我的理解里，有亏欠，有纠葛，才会缘未了。如果是如此，我反而不想要恩恩爱爱，和和美美，两相负才好。今生刻骨铭心的不完满，来世才会冤冤相报。生生世世，不怕互相折磨，就怕就此了缘，再不相见。

肉肉，如果让你选，你会怎样选择？是温婉孝顺地待我们，还是会读懂轮回，做一个逆子，只为来生还来还债？

又把那首歌找来听，天堂里的张国荣和黑眼珠湿漉漉的莫文蔚用灵魂在低吟：

> 谁人能料爱会这样，盼你会体谅，
> 从前承诺已变了样，爱意那可强，
> 默默望着满面泪痕，仍然无怨，
> 怎么可将歉意奉上。

随时随地与你再遇，我对你一样，

柔情常在永远渴望，与你再恋上，

默默步入爱路，甘心永远迷路向，

心只恐，不再会遇上。

woo woo 只恐怕不再遇上。

云飘飘散与聚只跟风向，

旧日憾事怕未能偿，

全世界变了样，

还忆否当天说，心只想得我俩。

云飘飘散与聚只跟风向，

旧日憾事怕未能偿，

全世界变了样，

还忆否当天说，心只想得我俩。

完全明白我这决定，叫你太失望，

唯求明白这个决定，我也有苦况。

若是以后爱念未忘仍然怀念我，

我定愿将爱意奉上。

woo woo 只恐怕不再遇上，

woo woo 只恐怕不再遇上，

woo woo 只恐怕不再遇上。

彼时的我，每每在翻到以上这篇产后回忆录时，都汗如雨下，心惊胆颤。世间万物，生生不息，生命的每一层递进都完美唯一，包括死亡。生老病死，如秋叶陨落，是开花结果后的沉淀，是时间尽头的金灿，是归于厚土的凝重。我对生命的循环往复，一直持如此敬重而淡然的态度，却在产后写出了以上如泣如诉的感悟和胆怯，不由不让我感叹：激素骤变引发的产后抑郁，实在太可怕了。

从这篇以第二人称手法叙事抒情的信件体文中，不难看出，产后抑郁会导致产妇借生殖规律，从悲悯角度，彻底问究生命的意义，愁肠百结，不得其解。假若老公孩子不省心，一个不闻不问，一个难生养难伺候，她的悲观就会雪上加霜，觉得人生无解，快乐无望。

这使我对产后抑郁有了切身体验，我开始明白，为何一个新生命的喜悦，都无法抵御生育带来的铺天盖地的情绪洪流。每当心情郁结，进入死角，我就会对自己进行催眠：这是激素影响，这是病，这是病，不能被病症控制。除此之外，我采取了各种方法进行自救，并观察由此带来的心理变化。

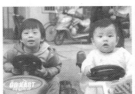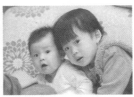

断的是奶还是爱？

肉肉是八个半月断奶的。原计划是喂到半岁，可肉肉养成了特别不好的习惯——奶睡。无论白天晚上，都要吃着奶，含着奶头睡。否则就号啕大哭，劝解无效。加上我也想和他多一点喂奶的温馨时光，就推迟了两个月。到八个月的时候，我决定，再舍不得也要断奶了。原因是：我的情绪，因为断奶，变得极度压抑。

随着肉肉越来越大，他需要的奶量也越来越大。可是他容易吃着吃着就睡着。所以每天晚上，他需要号啕大哭吃奶四到五次，严重影响了他的睡眠，几乎没有深睡眠，更不用说睡整觉了。睡眠不好，影响发育，也影响他的情绪朝着暴躁焦虑的方向发展。除了人奶，他也完全不接受奶粉和辅食。另一边，我的睡眠质量每况愈下，本身就是一个睡得很浅的人，往往刚刚睡着，就要喂奶，喂完奶再也无法入睡，睁眼等到第二次喂奶，如此循环喂完第三次奶，天就蒙蒙亮了。这样的睡眠，和肉肉的状况，都让我变得很焦躁，我开始探寻，母乳的意义。

母乳除了是孩子最好的食品，还是孩子和妈妈情感沟通的桥梁。母乳的意义就是让孩子更好地成长，拥有健康的体魄，和温暖的安全感。可是当母乳已经逆向影响这两件事，是不是就应该不执拗而行，松开"母爱"的紧箍咒呢？

我突然间想通了这件事，下定决心，给肉肉断奶。断奶的过程可谓惊心动魄。首先要断掉夜奶，可是哪怕肉肉白天玩到昏天暗地，六亲不认，夜幕一降临，他就狼人变身，哭叫喊闹找妈妈，确切地说，是找奶头，奶头一衔进嘴里，哭声戛然而止，出入戏自如。一旦撩衣服动作迟疑一秒，都会引发他用生命嚎哭的悸动。尝试了几次，狠心听之任之，最后都会有人来敲门，用无奈的眼神望着我，这个人起初是外公，然后是外婆，有时候是老李，最后，居然是邻居——肉肉的夜半哭声实在太瘆人，引发了正义的良好市民对我们一家的种种揣测和怀疑。

说到底，这循序渐进的方法失败，最终症结还在于，我心疼啊！肉肉哭得眼泪鼻涕糊一脸，我只要看上一眼，就魂不附体、偃旗息鼓了。等一有家庭成员表现出心如刀割状，我就会趁势下台阶，直奔儿子。

喂完奶，肉肉是不哭了，一种难言的悔恨在我心头蔓延。说好的戒奶呢？说好的长痛不如短痛呢？如此恶性循环，断奶要断到猴年马月？

科学断奶是行不通了，于是只好采取最原始、最残忍、最不科学的方法——隔离法。彻底分开妈妈和婴儿，全家没了指望，妈妈眼不见为净，婴儿哭着哭着也就接受现实了。

为了避免出尔反尔，我订了两小时飞行距离的香港，老李还特地给我多备钱财买买买，旨在营造乐不思蜀的氛围，确保我不会杀个回马枪，阻碍势在必行的断奶行动。

我挥一挥衣袖，咬一咬牙飞走了。留下了心惊胆战的一家人。白天的任务是击垮敌人的精力，他们集中兵力带肉肉上天入地地玩，就是不让他睡觉。一饿就塞奶瓶，填辅食，不吃就继续上天入地地玩。就这样密集战斗到夜晚。肉肉一变身，全家武装戒备，整夜开车带他出去兜风，路灯绰绰影影，肉肉哭得昏昏沉沉，在对妈妈的无尽思念和怨念中，抽泣着睡了。

肉肉如何地肝肠寸断，哭天抢地，我都不得而知。老李为了让我安心，每天都给我发肉肉白天精神奕奕的样子。一个星期后，我半夜回到家，远远就望见，阿姨和老李都站在小区花园里。肉肉伏在阿姨的肩头睡着，老李站在附近把风。夜风袭人，灌得我的眼里都是眼泪，我踮起脚尖飞快地跑过去，跑到我朝思暮想的肉肉面前。小小的他瘦了一圈，眼角还有未干的泪痕，张着嘴皱着眉，仿佛在做一个叉腰怒骂妈妈几百遍的梦。

我一下子崩溃了，不停地责问自己，为什么不能再坚持？为什么要让肉肉忍受离别之痛？为什么要让他离开最原始的安全感？为什么我做不到？在我就要伸手把肉肉抱进怀里，就地喂奶之时，老李把我死拉硬拽开几百米，他气喘吁吁地说：你就别折腾了，革命已经成功一半了。这断奶就跟戒毒差不多难受，你能别一时心软，让肉肉受两苴罪吗？再说，这一星期我们都快精尽人亡了，谁敢再来一次？你赶紧走吧，再多流浪几天，就差不多了。

几天之后，我收到了革命大功告成的消息，心急火燎地往回撤。一下车，就看到阿姨抱着肉肉，在楼下等着我。肉肉看到我的出现，定定地注视了我10分钟，穿透了我每一个毛孔。那是一种前世今生的困惑，仿佛要望尽轮回。这使我再度确信，哺乳是婴儿和妈妈身心相连，血脉相依的最后一道脐带。肉肉的那段长长的注视，是他在梳理前尘往事，截断牵挂，从此脱离母体，独自盛开这一世的缘生缘灭。得到如此的醍醐灌顶，我心里酸涩一片。虽然总是会有这一天，可对于自己生生断裂母子相依的最好纽带，早早把儿子送进了纷乱人间的行为，我还是悔恨交加。

无论有多么不舍与歉疚，残酷的断奶终于结束了。好在断奶后的肉肉戒掉了奶睡的恶习，开始接受奶粉和辅食，睡眠时间也开始延长和规律。他又健壮起来，性格也变得更明媚。我的心里好受了很多，越发判定当初的抉择是正确的。当断不断，反受其乱，在我和肉肉半生的将来，还会有很多艰难的抉择，左边是母性的不舍，右边是理性的放手。内心的煎熬和纠结，每经历一次，都会让我向为人母的责任和大爱更进一步。不破不立，立不难，难的是如何想通，如何破。

喂奶本就是快乐事，妈妈们在享受的同时，也要思考如何将这件快乐事，快乐地结束。若是像肉肉炼狱般断奶，对孩子和妈妈，都是一次情感上的巨大冲击。所幸，我还有皮皮，还有一次改过自新，获得内心宽恕的机会。

皮皮一出生，喝到的第一口奶，就是母乳。这大大减低了她过敏的几率，所以在前六个月的纯母乳生涯里，她很少吐奶，我吃香喝辣，她都不会拉肚子，跟着我牙好胃好身体好。打好了如此坚实的基础，我开始训练她的自主睡眠，拒绝奶睡。在她吃奶吃得迷迷糊糊，正要进入梦乡时，轻轻地将她唤醒，在她有意识范围内，把奶头从她嘴里拔出来，然后再哄她睡觉。

刚开始她会哭闹，不愿意离开吸吮的安全感。但慢慢她发现，妈妈的乳头离开了，但妈妈的怀抱还在，妈妈依旧哼着歌，用温暖包裹着她。训练了几次之后，皮皮困了就能放心大胆地主动吐出乳头，啃着自己的手，悠然入睡了。偶尔，她还能不但不要乳头，也不要拥抱，自己躺在床上，咿咿呀呀啃着小手，晃晃悠悠睡着。

皮皮的进步让我异常激动，改掉了奶睡的习惯，这就代表，断奶时，皮皮的睡眠不会受到断奶的干扰，断奶的痛苦降低了一半。另一方面，皮皮一百天后，奶头混淆的几率降低，我就会用吸奶器吸出一点奶，装进奶瓶，对皮皮进行每天一次的奶瓶训练。奶瓶提早介入，对皮皮将来接受奶粉和奶瓶，有着至关重要的作用。我坚信，这一次的断奶，将与哺乳浑然一体，成为皮皮人之初最温暖的回忆。

妈妈不能让母乳变成负累和煎熬，失去自我，也不能喂得纵容溺爱，让断奶成为伤害宝宝感情的利器。母乳喂养，除了众所周知的科学理性的意义以外，还在于它把母子之间浑然天成的联系，最平衡化、舒适化，给予母婴双方至高的温情和感动。

我们群里那个双宝妈，自从孩子出生后每天都手忙脚乱，游离在抑郁的边缘。她的两个宝宝肠胃不好，但是她母乳不够，只能混合喂养。

她问我如何追奶，想给宝宝全母乳。我想了想告诉她，我觉得混合喂养没什么不好，如果你坚持要全母乳喂两个，不分白昼，喂完大的喂小的，我怕你真的会抑郁，不管在什么时候，无论是孕期还是哺乳期，妈妈的心情、宝宝的状态都要做到最理性的权衡。

抱着理性又松弛的母乳心态，奶的味道都会暖暖的带着快乐的味道，我相信妈妈的喜怒哀乐，都会随着母乳这最后一条脐带，原汁原味地输送给宝宝。

你拼尽全力，丧失自我去贡献的，对于孩子那么长的人生来说，真的太微小了。他没有记忆，健康的差别也没有想象中的那么可怕。都说，妈妈给孩子的第一份礼物，是顺产，第二份礼物，就是母乳。这句话，让多少妈妈就算胎位不正，宫口不开都咬紧牙关，让多少妈妈为了全母乳到三岁，灌了多久淡而无味的食物？背了多久艰辛的奶？上帝用母爱绑架了女人，男权社会用相夫教子麻痹了女人，但是女人自己不能忘却，你首先为人，才为人母。

做女人难，要漂亮、要懂事、要能干；做妈妈更难，要变丑、要变老、要变庸俗。做女人已经那么艰难，为什么还要执着于"母爱"？怀孕的时候，喝一杯可乐不是犯罪，喂奶的时候，吃一顿火锅，不算越轨，甚至抛夫弃子几天，放肆游历，都无可厚非，都是你为人妻为人母应该获得的基本快乐。

毕竟，比起产后抑郁，这些叛逆微不足道。做妈，就是和孩子谈恋爱，和苦逼的育儿生活谈恋爱，偶尔叛逆，迸发荷尔蒙，没点小涟漪小插曲，哪来更激情的爱？

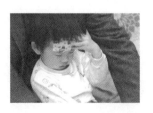

娃一病，全家齐动员

　　肉肉从温暖如春的广东，来到包邮不供暖的江浙沪，外公外婆如临大敌，小心呵护。24小时空调保暖，加湿器保湿，空气净化器抗雾霾。每天不重样的飞机、大炮、汽车买回家，肉大王坐拥后宫三千，每天选谁侍寝都万般纠结。肉肉如同温室的小花朵、大棚里的草莓，长得鲜艳欲滴，膀大腰圆。而我和老李，变成了透明人，我们被动团结在肉肉周围，唯一的活动就是陪肉肉活动。

　　时间长了，我待不住了。没有科技的保护、没有爱物傍身也就算了，整日陪公子撕书，困在家里百无聊赖，实在惨无人道。和老李一合谋，一拍即合，我们以买新年新衣服为理由，挟持了我妈，带上肉肉和阿姨，跑去shopping mall玩了整整一天。肉肉也很给力，玩得淋漓尽致，翻天覆地，发出的笑声可萦绕地球三圈，并在午休时间，很配合地在婴儿车上睡着了。我坐在星巴克，二郎腿翻白眼，语重心长地跟我妈说：你看，就要带娃多出来玩玩！

这出剧的反转发生在第二天下午。午觉过后，我看到阿姨和我妈忧心忡忡地在肉肉房间嘀嘀咕咕。上前一问，大脑轰的一声炸开了。肉肉发烧了。

家有小娃的都知道，最怕娃发烧。发烧是一种人神共愤的病因缤纷、病症痛苦、病程麻烦的生理过程。科学界和民间妇女界对娃发烧众说纷纭。科学界认为，发烧是娃在逐步建立自己的免疫系统，是一件好事。总体来说，只要精神尚可，不需要过多的药物干预，可采取温水洗澡、擦身物理降温，多喝水促进新成代谢，时刻监控温度。战略上藐视，战术上重视。

民间妇女界对娃发烧的步骤是：包成粽子带去医院看医生——抽血检验——医生开药——回家焦虑——包成粽子带回医院——打针挂水——长舒一口气。

我挣扎了一下，做出了如下战略部署：首先，稳住爸妈，初步采取科学界的建议，在家观察。老李去药店买了婴儿退烧药和退烧贴。外公外婆负责和肉肉玩耍，保持精神状态的部分。我和阿姨开始煮粥、烧水、准备擦身的抹布。

两个小时，虽然我们不断物理降温，肉肉还是迅速烧到了39.5℃。小小的一块肉，抱着都烫手。婴儿控制体温的机制未发育完全，所以温度容易飙高，大人烧到六亲不认的温度，肉肉还能跟外公玩得井井有条。但是超过 39℃，就必须要吃退烧药了。喂下美林，我的心都在颤抖，无论是美林或者泰诺，所有的退烧药对婴幼儿的肝肾功能和大脑都有一定的损害。两害相权取其轻，肉肉再烧下去一定会熟的。

吃了退烧药，肉肉的精神状态又上升了一个层次，开始神气活现唱歌跳舞了。两个小时后，温度又重新回到了 39.7℃。我只能继续灌退烧药。关于退烧药是否要两种交替服用，留洋派医师崔玉涛和经验派医师张思莱有着不同的意见，崔玉涛认为，交替使用美林和泰诺，能够减轻退烧药带来的副作用。张思莱认为，退烧药的交替使用，有可能会导致中毒。

在这火烧肉肉屁股的时刻，我还趴在网上百爪挠心。老李直接拿起泰诺就给肉肉灌了下去，然后拿着两个药瓶指给我看，上面都写着：间隔 4~6 小时喂一次，一天只能喂 4 次。所以高频高烧只能交替服用。关键时刻，还是男人沉着冷静，心狠手辣啊。

全家人心惊胆颤挨到了晚上，夜幕一降临，肉肉就像受到了月光的召唤，开始变身了。他开始冷酷无情、无理取闹，心爱的外公和心爱的小汽车都黯然失色，他满脸痛苦状，依偎在阿姨怀里，眉头紧皱。一量温度，40.1℃。这下子，一家四口开始暴走，外公外婆不干了，把肉肉裹成粽子就往外奔。由于科学退烧的初步失败，我和老李只能灰溜溜地跟上。

到了医院，肉肉一见到白大褂就号啕大哭，医生在震耳欲聋的反抗中艰难地做完了基础检查，说肉肉喉咙发炎，但什么病因，还要验血。作为一个玻璃心冲动妈，为了避免我夸张型痛哭和暴躁愤恨医生，我只能被隔离，远远看着肉肉在五花大绑中，撕心裂肺地戳手指验血。整个医院充斥着他歇斯底里的哭喊，我听到他扯着嗓子，讨好地哭喊验血男医生："爷爷！爷爷！"心酸不止，眼泪在眼眶里直转。对于孩子来说，他并不知道治病的痛是为了不再痛，他只觉得突然全世界最亲近的人都变得陌生，让他动弹不得，让他痛。小小的心儿必定伤透了，小小的身躯反抗不得，只能用讨好的方式哀求医生。对大人来说，娃生病绝对是生理和心理的双重挑战，不舍得他忍受病痛，不忍心他打针吃药，不愿看到他的眼泪和委屈。

检验结果很快出来了，淋巴细胞比率下降，中性细胞比率上升，医生判定并非流感，属于细菌感染。我们提前表达了不想挂抗生素的基本思想，医生就保守地给开了蒲地蓝口服液和头孢地尼分散片。

回到家，我和老李各自询问朋友，上网咨询。决定暂时只使用蒲地蓝口服液，中成药的副作用小，但起效慢。由于这两年扑天盖地的对抗生素的颠覆性指责，头孢地尼被放在一边，悬而未决。

整整一夜，我和阿姨轮流值班，肉肉一哭我就会像触电般惊醒。擦身、量体温、吃药。临睡前吃了退烧药和蒲地蓝，加上烧得迷迷糊糊，肉肉边哭边睡，终于熬到了早上。

第二天情况并未好转，依靠退烧药，温度才会有所下降，然而只能维持两个小时，温度又会烧到40℃左右。外公坐不住了，辗转找到了医院儿科主任医师，又抱着肉肉奔去医院。主任给我们介绍了一个经验丰富的医生，为了追踪病情，肉肉又被五花大绑戳了一次手指。

检验结果显示，细菌感染有所下降，但并未好转。医生建议打一针清热解毒的针，再加以头孢地尼。我无法直视外公外婆犀利的目光，只能默允。

回去的路上，外公转达了主任医师的话。他说，知道你女儿女婿是受到香港文化和外国文化的影响，国外人的体质不一样，就跟中国女人一定要坐月子一样，中国儿童的身体也需要因地制宜的治疗，因为国内的水、空气、食物都有所不同，病毒也多，有时候需要用抗生素来压制，否则会延误病情。

我的大脑高速运作，把囤积的知识都快速翻阅一遍。做妈妈一年多，关键时刻才发现，掌握再多的科学与传统知识，都是纸上谈兵。重要的是针对具体病情融会贯通，快速决策。我分析了这两天的情况，以往的知识加上主任医师的话，决定尝试用头孢地尼。

给肉肉喂了药，艰难哄睡后。我又开始四处翻阅资料，咨询其他妈妈，骚扰医生朋友。我发现肉肉的症状非常像幼儿急疹：无征兆发烧，精神状态尚可，无咳嗽鼻涕等其他感冒症状。幼儿急疹的高发期在 1 岁以前，肉肉已经 15 个月高龄了，还会是幼儿急疹吗？一位妈妈在网上回复我，她的宝宝也是 14 个月才发幼儿急疹。如果是这样，那么肉肉的发烧就并不需要过度关注和治疗，等待烧退疹出就好。

第三天，肉肉依旧没有好转，但精神好了很多。为了证实自己的猜想，我们带着肉肉去了邻市的一家儿童医院。男医生拿着我们之前的化验单，态度急躁地说，我的诊断还是差不多。吃药药效就是慢，你们这是过度紧张，哪个小孩生病不是这样，不放心就挂水好了。头不抬，眉紧锁。我脑补着戳他眼、撕他嘴、抽他嘴巴的畅快画面，轻声细语地追问道：医生，他有没有可能是幼儿急疹？这句话像汽油一样，浇在了男医生暴躁的火苗上，他抬起头看着我，斩钉截铁、怒气冲冲回复：他这个年龄，不可能是幼儿急疹。我用意念觉察道，身后的外公快要先我一步胖揍医生了，赶紧转身，拖家带口撤。

找不到病因，头孢地尼只能继续吃着，肉肉也烧得浑浑噩噩，哭哭睡睡。又是一个辗转难眠的夜晚，一家五口，其中最难将息的人，是外婆。第二天一早，她就神神秘秘拉着我说，她决定使用民间妇女界终极技能——找神婆。

话说作为一个知识女性，面对这样的封建迷信行为，应该首先感到震惊，然后表示愤怒，最后不留情面地拒绝。但由于我这几日被折磨得头晕脑涨，加上听起来这么好玩的事儿，怎么能错过呢？于是我就瞒着外公，瞒着老李，心里蹲着一只小鹿状兴奋激动地跟去了。

神婆听完来意，烧香掷骰子，我偷偷瞄了一眼，是月牙形的骰子，看起来像道教算卦。她算卦开始，就让我和我妈不要看，我吓得连忙闭眼，怕看到牛鬼蛇神。我妈挣开我的手，嘲笑我说，她就是怕你偷师，你想什么呢？烧完香，神婆坐下来，开始打嗝，做呕吐状，然后敲桌子。我妈紧张地推推我，菩萨上身啦。只见神婆喝了一口水，开始唱歌。第一次听到用方言唱歌，想笑的情绪难以自持，此时此刻的我已经完全出戏了，一点不严肃认真。我妈全程与神婆一唱一和，算是听明白了菩萨的指导。临走前，我妈给了神婆25块钱。这要是真能治百病，可真是业界良心，比去一趟医院划算多了。

回到家已经中午，肉肉精神好了很多，坐在床上玩汽车。我妈得意地跟我眨眨眼，我回报以诚挚感激的眼神。我估摸着，吃了两天药，药效也应该发挥作用了。紧密围绕着肉肉的舍命医护团终于得以稍息，我爸出去饭局了，我妈看电视，老李打游戏。剩下我和阿姨值班侦察。

第四天，不知道是神婆的力量，还是药力起效，肉肉基本康复了。由于这几天过于夸张的嚎哭以及只能吃奶喝粥，活力无限的肉大王还有些虚弱，双腿无力，笑容惨淡。但无论如何，烧退了。

午觉醒来，我在肉大王身上发现了疹子！又是一次惊人的反转！肉肉对疹子毫不在意，说明疹子不痛不痒。疹子三天后完全消失，并无恶化，更加让我确认，肉肉的这次高烧，就是幼儿急症！确认病症后，我把这个利好消息反馈给了出谋划策的亲朋好友，我一个医生朋友回复道：肉肉这么大了才幼儿急疹，说明你们带得太小心了，接触不到病毒。以后多带他出来遛遛吧。我激动地把这个消息大声朗诵给我爸妈听，这好几天了，就因为怀疑我带出去玩着凉发烧，我忍受了多少白眼和冷漠，终于可以沉冤得雪了！

这短暂而漫长的四天，短兵相接，比这么长时间以来的所有知识积累都受益良多。要说最大的感受就是：我做过电视、出版，长期写稿儿。总结下来，最难做的职业就是做妈。孩子一旦生病，想观察病情、家庭治疗，简直就是与全家为敌，包藏祸心堪比后妈。去了医院，还不是一抽血二抗生素三吊针。如何与病斗，与老人斗，与医生斗，与自己斗，咱还需要斗智斗勇，增长经验值，满血复活。做个有文化有理想有原则还有美貌的妈，路漫漫其修远兮……

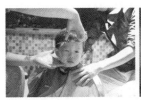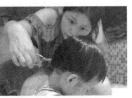

一孕傻一生

每个月，我都要带妹妹回出生地香港打预防针。香港的母婴保健院堪称业界良心，不仅为婴儿打针看病体检，还顺带对妈妈给予各方面温暖的关怀，这让听惯了国内医生呼来喝去的我，有点娇羞，有点感动，还有点呆萌。

比如，第二个月，妹妹打完针，医生检查完妹妹，就让老李把妹妹抱出去了。她和一位护士留在诊室内，微笑而肃穆地望着我。我手心冒着汗，脑海里浮现出 TVB：你只有 3 个月时间了，要做好心理准备，人最重要的是开心，回去多陪陪家人，让他们多下几碗面。

医生掏出了一叠资料，然后开始提问，第一个问题就是：你生完孩子后有没有记忆力下降？具体的事例有哪些？

　　我一愣神，记忆力的确有所下降。所以，我一时间完全不记得那些我不记得事儿的事儿了。

　　我呆滞地坐了一会儿，想到昨晚写稿的阻滞，清清嗓子说：那个，我算文字工作者，以前写东西比较顺畅，词汇量还行，现在写东西特别磕碰，总是停顿，因为我遇到很多词语，都会停下来质疑一下，质疑这个词语是不是原来的那个词语了？它的意思是不是我记忆里那个，比如"迤逦"我就分不清是形容建筑还是自然风光的了，又比如……

　　"太太，"医生和蔼地抬起头，轻轻打断我，"这个应该不属于记忆力的范畴。"

　　医生把"这属于智商下降"这句话欲说还休地藏在了眼神深处。我有点尴尬，努力回忆。

　　"其实，"我看着医生和护士，小心翼翼地说，"记不起来自己记忆力下降的事儿，这本身就是记忆力下降的事例吧？"

　　医生和护士相互看了一眼，看得出来，她们在努力绕回来。也许还在心里骂"痴线仆街丢"。

　　"对了，我现在经常性可能每天刷双倍的牙。"我终于想起来一件记忆力下降的事儿，有点兴奋。我记起来这件事是因为几乎每天洗澡洗完脸，我都会无数次地拷问自己：刚才你刷牙了吗？

　　每一次都得不到肯定的答复，似乎刷过，但刷过的场景又好像发生在昨天。似乎没刷，感觉嘴里也挺干净，牙刷也湿漉漉的。可是洗澡水也会溅到牙刷上啊。

厌倦了这样的内心挣扎，之后凡是遇到这样的困惑，就索性再刷一遍。洗脸、刷牙、涂护发素，都是如此。

"很好，对，就是这样的事情。"医生的鼓励让我觉得，好像记忆力下降是一件光荣的事。我想再接再厉举第二个例子，她开始问下面的问题了。

这些问题包括：家里几口人？谁带孩子？公婆年龄多大？娘家哪里的？做什么工作？孩子调皮吗？调皮的时候你想打他吗？有没有难过沮丧的时候？难过沮丧的时候会找谁倾诉？老公做什么？夫妻感情好吗？有家庭暴力吗？有家庭冷暴力吗？不不不，你打老公不算。

Balabalabala……

等表格上的问题都问完，我已经精疲力竭了，就像上了一整天高数课般有心无力。最后医生问我，你认为你生完孩子后的现状，需要我们派社工跟进帮助吗？

我高冷地拒绝了她们的好意，并骄傲地告知她们，我是一名职业孕妇，产后抑郁这样的小毛病，我已经找到购物、打老公、出游撒野等方法自我救赎了。社工这种 TVB 里的高级工种，还是留给更有需要的人吧。

出了诊室，老李早就按捺不住八卦的心，冲上来问我这么久都问什么啦，我说大概就是问我"脑子还好使吗？""心情还好吗？""老公对你好吗？""会不会看破红尘想自杀？"

就这么点儿问题问那么久？具体还问什么了？

啊？大概就是这么多了，具体的，我也不太记得了。

记忆力下降这件事，对我来说已经不算最痛心疾首的。所谓"一孕傻三年"，这个傻，除了记忆力下降，还包括：注意力不集中、反应迟钝、词不达意等。

生完肉肉后，老李就经常跟我抱怨，觉得我变了，每次玩手机、看电视、看儿子，他要三番五次地呼唤我，我才有回应。对此我严正声明，不是我故意不理睬，而是，我的智商不足，余额只够一次处理一件事情，完全听不到他的呼唤。

怀皮皮 8 个月时，回学校参加硕士毕业答辩。我的论文写得挺寒碜，但是大家纷纷鼓励说：没事儿，你的口才就是你的通行证。作为一个见过世面、主持过无数发布会，还会即兴讲个荤段子暖场的我来说，最挫败的在于，大着肚子站在毕业答辩的讲台上，看着 PPT，说完上一句，突然脑子一片空白，不知道自己在说什么。只能硬着头皮从这页开头重新讲。答辩完毕，我抽空看了一眼底下旁听的老李，看到他把头深深地埋在了课桌里。

我心一冷，无限懊悔：完了，这表现，这丫一定以为我说主持发布会是吹牛逼，合照也是 PS 的。

对比这种大规模杀伤性脑梗的污点来说，面对熟人叫不出名、付完钱不拿货、不记得纪念日、洗完的衣服在洗衣机待了好几天这种事儿，根本就是无所谓了。反正有"一孕傻三年"这句话，傻一点也心安理得。

这样的破罐子破摔也不止我一人，我们孕友聚会，越来越像脑残联谊。一顿饭吃下来，陪同的家属都无比心塞。他们不断地听到我们说"你再说一遍""你刚才说什么？""啊？""我没明白你的意思"，夹杂着相互目瞪口呆的疑惑表情。

有一次我们决定研究这个"孕傻"，我和双宝妈探讨，一孕傻三年，那么像她这样毕其功于一役，一孕一双的，是傻三年，还是六年？像我这样三年抱俩，生完一个又一个的，是傻六年，还是傻三年"傻的立方"？我们探讨了很久，即使其他孕友也加入了讨论，最后我们还是发现：以我们目前的智商，可能解决不了如此有深度的问题。

从科学角度来看，这是因为激素的起伏、贫血、睡眠不足、焦虑导致的。解决方法就是补充营养、注意休息。从人性的角度来剖析，妈妈们攒了无限的爱给了宝宝，高能的爱，凝聚了高度的心血、关注、耐心。根据能量守恒定律，她们自然在其他方面显得呆萌又懵懂，傻里又傻气。这就不太好解决了，天命不可违，只能打老公缓解。

一孕傻三年的傻，不仅表现在智商的表象上，很多精明的少女，在做妈后都发生了傻的剧变。从前，她们白天逛街，晚上淘宝，毕生的钱和精力都用来花枝招展；孕后，置装费依旧不菲，可对象换成了宝宝。从前，她们呼朋唤友，吃喝玩乐；孕后，足不出门，一客不见，只等胎儿来音。从前，她们不拘小节，从容淡定；产后，宝宝一点不适，就心惊胆战，四处学习。从前，她们热爱自拍，聚会出游美图秀秀；做妈后，手机相册里都是熊孩子，隔天内存就不够。从前，她们高贵冷艳，独当一面；做妈后，她们面容慈祥，对宝宝换了一颗玻璃心，脚踩大地，铅华束之高阁，素手洗羹匙。就算发现，她们成为了曾经自己最憎恶的模样，也一意孤行，死心塌地。

　　所以，孕傻三分天注定，七分靠打拼，每个女人为了做母亲，都蛮拼。明知孕有傻，偏向母亲行，这股大无畏的傻劲儿，还是不可逆的，一朝做妈，一世心甘情愿变傻。谁说一孕傻三年，明明是一孕傻一生。

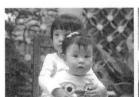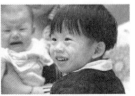

当肉肉和皮皮相遇

　　逢年过节，聚众盘问，上学的时候问成绩，毕业的时候问工作，工作了以后问对象，结婚了以后问生娃。很不幸，时间咻的一声，我就老到了再高一层次的审讯，就是被盘问"什么时候生小二子啊？"

　　避免年复一年的审讯，我很自觉地怀了二胎。我们这代都是独生子女，小时候做个坏事都没人掩护，好歹都是一个人扛，正义凛然的背后，是独孤求伴的寂寞。趁着老大还小，两个一起两把屎两把尿拉扯大，感情上也没有代沟。再者，等我们这代独生子女老了，过个春节没有兄弟姐妹串门走亲戚，再不多生两个孩子装点，该有多冷清啊。

　　我高瞻远瞩地决定了这件事，等到快生的时候，才开始考虑到另外一个问题。生老二，问过老大的意见吗？

　　我家老大肉肉不大，怀老二时刚过周岁生日。等我肚子稍微显怀，就开始给他灌输"这里面有个妹妹"的思想。他懵懵懂懂，常掀起自己的衣服，指着吃撑的肚腩说"妹妹"。有时候在外面遇到比他小的女宝宝，他会笑着叫"妹妹"，然后再疑惑着看着我的肚子，似乎想参透这两种妹妹的不同之处。

　　我们也会经常潜移默化，让他接受妹妹的存在。问他喜欢妹妹吗，一岁多的孩子对任何事物没有恶意，他会毫不犹豫地回答喜欢。问题再深入一点："那你会把你的车车给妹妹玩吗？"他也会毫不犹豫地回答："不给！肉肉的！"一落实到个人财产，肉肉果然翻脸了。

　　去医院待产的那晚，临走前我跟肉肉谈了一会儿心，我说妈妈出去一下，回来给你带个妹妹好吗？他看着我整理好的行李，急促地摆摆手说不要不要，然后双手圈住我的脖子，不让我走。

　　我鼻子一酸，也紧紧抱住他。那一刻我在想，要二胎真的是正确的吗？说好的不偏不倚会得到实现吗？就算母爱真的会像阳光普照，但肉肉会不会刚好躲进阳光下的树影里呢？肉肉独享的精神和物质会受到多大的影响呢？

　　抱着妹妹回到家，已经是半夜，我们还是没有忍住，把熟睡的肉肉喊醒，急着把妹妹介绍给他。睡眼蒙眬的肉肉看到襁褓里细软的妹妹，愣了一会儿转脸号啕大哭。我们耐心地解释，这是妈妈肚子里那个妹妹，现在她跑出来要跟肉肉玩了。他抽泣着，似懂非懂地看着妹妹，然后突然笑了。我们并不知道这个笑容的含义，但这个笑容暂时打散了我们的焦灼和担心。第一次见面，不算太恶劣。

人性的复杂，在一岁多的孩子身上体现得毫无保留。肉肉对妹妹的情感很矛盾。他每天都要求来到我们房间看看妹妹，摸摸妹妹的手脚。妹妹哭的时候会对妹妹说"妹妹不哭，哥哥在"。也许他能隐约感应到血脉的联结。

更多的时候，他的行为表现出失落和敏感。亲戚朋友来看望妹妹，肉肉会马不停蹄地表演节目，上蹿下跳，吸引别人的注意。因为在妹妹没有出现之前，他是唯一的焦点。有一回，妹妹哭了，爸爸和奶奶都在哄妹妹，肉肉在一边表演踢腿，抬头发现并没有人注意他，他开始做一个反常的无意义举动——拿起电视遥控，在房间四处敲打，并对我们的呼喊置若罔闻。我开始意识到，我们应该加倍小心，去呵护他那颗敏感的玻璃心。

肉肉让我们初为人父人母，在带孩子这件事上，我们并没有经验。很多地方做得不对。比如，他吃的第一口奶，是医院喂的奶粉。他脸上长湿疹，月嫂就给他喂了广东凉茶。我有事出远门，又随便给他换奶粉。直到他屡次上吐下泻，浑身长疹，我才意识到肉肉的肠胃出问题了。

肉肉的肠胃导致他身材纤瘦，只有吃得鼓鼓的肚腩证明我们没有虐待他。有了前车之鉴，我坚持让皮皮第一口吃的是人奶，前六个月除了奶，连水都不喝。皮皮的肠胃被保护得很好，第一个月就重了4斤多，浑身都是藕节子。

这样的例子还有很多，肉肉像小白鼠一样，用血肉之躯为妹妹的健康成长铺平道路。虽然这不是妹妹的本意，是天意，但还是让神经质妈妈心里不爽。两个都是心头肉，凭什么我儿子就是个实验品？女儿就捡现成的？

每晚和妹妹同床而眠，睁开眼看到她肥嘟嘟的脸庞，就会想到肉肉从小是阿姨带着睡，从来没有享受过爸爸妈妈彻夜的呵护，我的心里又是一阵嘀咕：明明是肉肉先到的，为什么是妹妹霸占了爸爸妈妈呢？

我把这些莫名其妙的不甘归咎于妹妹，老李为他的小情人鸣冤了，教育我的心态不正，太想做到不偏不倚，反而会产生逆向偏心，对妹妹极度不公。

他安慰我说，没有人一生下来就会走路，也没有人一生下来，他的父母就知道怎么做父母。既往不咎，无则加勉，研究下如何促进兄妹双边友谊才是重点。

尽管我们极力地讨好肉肉，强调我们"最爱肉肉"，但是不可避免的，肉肉还是最早和我感情破裂。因为，其他闲杂人等都能在肉肉面前假装对妹妹冷酷无情，可是我不行啊，一天 12 小时，总有几次被他撞到，我抱着妹妹喂奶。

每天，他都会在门口露个头，喊一声"妈妈"，如果看到我坐在床上喂妹妹，他就会转头，去房间的另外一边玩。问他最爱的人是谁，答案已经从"妈妈"毫不犹豫地变成了"爸爸"。有回我问了很多遍，纠正他很多遍，他还是坚定地说"爸爸"。跟一岁多的孩子认真很幼稚，作为妈妈，那一刻我还是不可遏制地伤心了。坐收渔翁之利的老李，看到我山雨欲来的表情，收起了得意扬扬，慌了手脚，赶紧让肉肉过来亲亲我。

那次之后，老李主动多承担了一些妹妹的日常工作，给我和肉肉相处制造机会，比如陪他洗澡打水仗，给他讲故事，喂他下午茶等等。我也会适时地在肉肉面前表明"妈妈最爱肉肉""肉肉最乖，妹妹不乖"等决心，等待他的考察，争取夺回"最爱"之称。

长此以往在肉肉面前偏颇，肉肉出现了两种行为，一种是极力抹黑妹妹，每当他臭臭了、砸烂东西了、和大人顶嘴了，他都会狡辩说"不是肉肉，是妹妹"。第二种是模仿妹妹，以此争宠，甚至出现了行为上的倒退。他会要求我们像抱妹妹那样，横着抱他。他变得动辄大哭，只为达到目的。因为他发现妹妹一哭，所有人都会去哄。

我又开始担心，我们贬低妹妹来维护肉肉的自尊心，会不会给兄妹的双边关系带来恶劣的影响？导致肉肉对妹妹的不屑一顾？肉肉对妹妹的模仿，又应该怎样正确引导？

我愁肠百结，像处女座的人那样彻夜难眠，不知道如何去建立兄妹之间的关系，怎样才能重构和肉肉的感情，保护他小小的心，又能让他明白妹妹是他的亲人，从内心接纳妹妹？如果无论如何，都会伤害肉肉的情感，或者妹妹长大后，反过来得到不公平的待遇，生二胎对两个孩子来说，真的好吗？从小独享宠爱的独生子女困惑了。

有一期《爸爸去哪儿》，曹格的儿子和女儿吵架了，还升级到肢体冲突。晚上回到住地，曹格先是表达自己很伤心，然后他拉起儿子和女儿的手，形成一个圆，接着他把自己的手松开，把兄妹的手牵在一起，郑重其事地说：爸爸有一天会放手哦，但是你们要握紧。等爸爸放手后，有人欺负妹妹，哥哥就要帮忙，有人欺负哥哥，妹妹也要帮忙对不对？然后他问，为什么呢？因为你们 love each other. 哥哥和妹妹握着手，有些娇羞地和好如初了。

曹格说的有一天会放手，让我很伤感。这个放手，也许不仅仅是儿女长大成人，开出自己的花，结果生新芽。更是有一天尘归尘，土归土，今世亲缘随着一把尘土泯灭。在这个危险又虚无的世界，再也不能为你们做避风港、挡箭盾、遮丑布。这是父母最无奈的慌张，给予你生命，想要保护你周身的细软，却扭转不了生命的周而复始。总有一天，我们被迫要放手。

我突然有点想通，到了那个时候，肉肉和皮皮会更加紧握对方的手。因为他们来自同样的子宫，享受过同样的拥抱，五官有一样的影子，血脉有一样的印记。他们看到对方，就依旧能感受到，来自我们，消而不散的最厚重的爱。原来，我们制造出相似的他们，在潜意识里，是为他们多上了一份爱的保险。如此周全，才能恋恋不舍，又了无遗憾地放心离开啊。

两个月后，肉肉慢慢接受了妹妹的存在。当有人问他，这是谁的妹妹，他会很骄傲地说：肉肉的妹妹！他会没事儿亲亲妹妹的脸蛋，并指着妹妹的脸说：妹妹笑了！

有一天清晨，肉肉来例行晨吻，他认真地噘起小嘴，脸上细嫩的绒毛被阳光照出柔和的金光，他找准妹妹嘴巴，俯身温情一吻，我的心就像沐浴在森林的清晨里，纯澈而明媚，又有一些露珠般晶亮又湿漉漉的感动。那一刻，我觉得自己是对的，我给肉肉一个妹妹，因此他能够体会到一种除了父母子女纵向亲情之外的另一种血脉相系，无论如何，多一个人爱自己，是多么美丽的事啊！

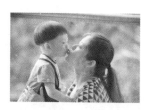

做妈呐，
最重要的是开心

妹妹出生后，我们家没有再请阿姨，一方面觉得家里人口爆棚，另一方面做了一年多爸妈，有了点自信，跃跃欲试自己上。妹妹生下来才 5 斤 4 两，瘦瘦小小，只有一根眼睫毛，叫起来像怯懦的小猫，哭起来像愤怒的小猫，她的爸爸，她的老情人爱怜地叫她"妹妹猫"。

妹妹猫大部分时间很安静，一睡睡半天，饿了就撇着嘴"呃呃呃"小声叫唤。她柔弱的身姿和乖巧的性格，一下子夺走了爸爸的心。妈妈在冷眼旁观的同时，客观上也承认，她比她肉哥当年要好带许多，暂且放下了情敌间的戒备心。

张无忌他妈对他说：不要相信女人。女人真是从刚出生就自带骗子人格，妹妹猫在赢得家庭地位后迅速变质，首先体重以一天一两多的重量递增，满月体检9斤4两，下巴浪打浪，一低头波涛汹涌，胸部最起码有C罩杯。随着身体的强健，妹妹猫的脾气水涨船高，哭声不再递进，而是直入高潮，震耳欲聋。一不高兴就骄傲地挺肚子，抱都抱不住。从我见犹怜妹妹猫，变成了人见人怕妹妹猪。

天下妈，同害怕，哄娃睡。妹妹最可怕的变化在于睡眠，之前都是拍拍就睡，雷打不动，我们在她面前旋转、跳舞、唱戏都行。不知道从哪一天开始，她变得矫情又多疑。要睡的时候，必须抱着，抱着就算了，还要走着，走着就算了，还要抖着，抖着就算了，嘴里还要哄着。这些必要条件都要建立在鸦雀无声的环境下。看起来睡熟了，还没放下，就睁开眼睛警告你。不睡的时候，眨巴着眼睛看着你，你热情地喊一声"妹妹"，她就撇着嘴，哭了！

各种威逼利诱，还是哄不好妹妹的时候，我也会恼怒，把她扔在一边让她自己哭。她的老情人就会说我，偏心、嫉妒、没有人性，一点都不是他心中那个善良美丽高贵大方的老婆。我就只能又抱回来，逢场作戏地哄"妹妹最乖，妹妹最美，妹妹是我的玫瑰我的花"。

两岁不到的肉肉并不明白妈妈此刻的辛苦和痛苦，他直观上感受到，妈妈大部分时间都抱着妹妹，妹妹和妈妈变成了不可分割的共同体。如今陪伴他最多的人，是阿姨和爸爸。他开始无意识地冷落我，逃避我，最喜欢的人从"妈妈"坚定地变成了"爸爸"，有任何"好处"，比如他吃剩的饼干，他都会直接赏赐给爸爸。

我开始了没日没夜哄小、低三下四求大的日子。夜里喂奶，换尿片，哄妹妹。白天喂奶，换尿片，哄妹妹的同时，还要兼顾着不怠慢肉肉，见缝插针地陪他。有时候正在喂奶，肉肉在隔壁大喊"妈妈，来！"我就只能保持喂奶的姿势，满脸堆笑地过去陪肉肉玩，还得跟肉肉解释：妹妹非要跟着妈妈来看哥哥，妈妈就带她来了，你会欢迎妹妹的吧？

有一天肉肉洗完澡，准备睡午觉，我冷酷无情地从妹妹嘴里拔出奶头，切换讨好模式，拿着一块饼干去肉肉房间。肉肉看到我拿着饼干眉开眼笑，大声地叫"妈妈"，我喜滋滋地把饼干给他，然后问：肉肉你最喜欢谁啊？他毫不犹豫地回答：爸爸！我说：妈妈都给你饼干了，你也喜欢喜欢妈妈好吗？肉肉坚定地地说：不好。我有点难过，又问，那谁最喜欢你？他再一次迅速地回答：爸爸！

我一扭头回房间，怕再逗留就会泪流满面。我知道和这么小的孩子认真特别不理智，可是孩子不会说谎，不是吗？作为母亲，我对孩子有着天然的占有欲，我内心深处，当然希望，我是他心里最喜欢、最重要的那个人。我十月怀胎，咬牙切齿生下他，牺牲了自己的事业和美丽，怕他成长孤独，就给他再生个小的做"宠物"。仅仅两三个月，我就变成了他不屑一顾的人，养儿真的有用吗？

我躺在床上默默流泪，妹妹在身旁撕心裂肺地嚎哭。那一刻我真的厌倦了做妈。我放弃了一切，付出了全部的耐心和时间，又得到了什么？一个臃肿的身材？一张变形的脸？一张没有收入的银行卡？一手机孩子照片视频？一种开口闭口孩子没有思想的无趣？一种没有逛街和下午茶只有屎尿屁的生活？

那天下午我没有再走出房间，抱着妹妹呆坐在床上，麻木地喂奶、换尿片。到了晚上，我做出了一个愉快的决定，我决定给妹妹喂三天奶粉，我一个人找个地方，度假睡觉，放空一下。

做了这个决定之后，我的心情就舒畅多了。脑补着碧海椰林，落日银滩，换尿片也不再觉得艰难。还没来得及将这决定通知老李，突发事件来了。一位朋友将到访。

朋友的到来犹如雪中送炭，把我堆积已久的愤恨和不甘，春风化雨地带走了。只可惜第二天，她就要打道回府。送别了小伙伴，老李看我闷闷不乐的脸，决定带我去吃我日思夜想的麻辣火锅，并叮嘱我，不能让爸妈知道。

我做了一番心理斗争，我确实想吃麻辣火锅，早就相思成疾。又怕过奶给妹妹，引起她肠胃不适。老李在这个时候发表了重要意见，他说：别装了，要去就去吧，要不回家又不开心。

我和老李两个人在小肥羊吃了400多块钱，服务员结账时，睡在提篮里的妹妹还引起了火锅店的围观，奶妈带奶娃来熏火锅，真少见。最后我把汤底的大蒜都一个个挑出来吃了，恨不能打包汤底。我颇没人性地把吃火锅全程图片直播在孕妇群里。孕友们张牙舞爪，嫉妒仇恨。她们问我：你可以吃这些吗？我妈会骂死我！我月嫂会打死我！不会过奶给宝宝吗？

我说，整天吃清淡型奶，妹妹也会厌烦，今晚就来点不同的重口味奶吧！妈妈开心了，重口味奶还会有香甜味儿吧。

感谢老李，可以抛开世俗给我掩护，让我能够稍事休息，抛开母亲的身份，为了自己放纵开心一回。

经过老李的外部攻势，加上我的自我调整，我的情绪从谷底慢慢攀爬出来，回到了日常正轨。

两天后，我接到闺蜜的长途电话，我哄着妹妹睡觉，压低嗓子问她有何贵干。她沉默了一阵，清清喉咙一字一顿地说：我离婚了。我脑子一嗡，气血上涌，整理了下情绪问：啥？

"我离婚了，我和他离婚了，今天上午领的证。"闺蜜佯装淡定地说，声音里藏匿了太多情绪。

"他出轨了？"对于整天在朋友圈晒一岁儿子的夫妻俩，真没看出分崩离析的迹象。

"没。"闺蜜还是淡淡地回答，紧接着沉默。

"那究竟是怎么了？"我忍不住大声呵斥。妹妹哇的一声吓哭了。

经过对夫妻双方的审问考证，我大约摸清了事情的真相。说起来，这真相里，没有一件能成为"事情"的事儿。比如：老公带儿子的时候不专心，打游戏为主，带儿子为辅；老公乞求老婆，能多睡10分钟懒觉，而老婆就是要多晒这10分钟的被子；一言不合，老婆抱着儿子和老公站在马路边吵架，像贩卖幼儿集团内讧；丈母娘在老家生病出院了，老婆要老公请假一起回家，老公说不急；老婆白天上班，晚上带孩子，见不得不用坐班的老公吃喝应酬。诸如此类芝麻绿豆，双方的台词都记得一清二楚，不带立场，不失偏颇，堪称最诚恳的离婚供词。

这芝麻绿豆一股脑扔给我，我都不知从何捋起。同为新手爸妈，我几乎完全能理解闺蜜的感受，事儿都不算事儿，但每一件事都带来负面情绪的叠加。繁忙的工作、亟需耐心的育儿，让焦躁疲惫无处宣泄，随便一件小事都能成为压死骆驼的最后一根稻草。她只能迁怒于老公，控诉这了无生趣的生活，都是婚姻衍生的错，结束了婚姻，就能终止暗无天日的心力交瘁。

可是离婚是结束吗？只是另一种更麻烦生活的开始。工作和孩子还在，交替制造烦躁。发泄对象都没了，还要忍受三姑六婆对她草率行事、巢毁卵破的指责。若再遇上狼心狗肺的前夫，挥一挥衣袖，转头另寻新欢，你又能奈他何？又添新堵。你一个人吃了哑巴亏，含辛茹苦地独自养孩子。临到头，还得按照人类社会的文明选择，再找一个少年夫妻老来伴，说不准还不如上一个。

我给闺蜜分析了离婚即将给她带来的更苦逼的厄运，她在那头用沉默表示了有些后悔的认同。

我这个闺蜜，属于外强中干，累死了不讨好型。什么事都要自己拿主意，老公有点想法都直接灭了，唯命是从又说他没有主见，对家事不闻不问。孩子的喂养权自然是牢牢攥在手里，什么都亲力亲为，老公落得清闲，她又心理失衡，指挥老公做家务带孩子。老公做得不好，她又气急败坏，絮絮叨叨。最后，所有的事还都回到她的手里，老公也离她越来越远。她成了最辛苦的主妇，也成了被嫌弃的怨妇。长此以往，她爆发出比更年期更可怕的焦虑躁郁，以至于常年把"离婚"二字挂在嘴边。本来就是失调型的撒娇，结果老公终于在一次激烈的争吵后满足了她的夙愿。

我估摸着闺蜜嘴硬心碎，也不敢说太多落井下石的责备。于是就召唤她，让她给自己放一个长假，什么老公孩子，工作前途，都抛之脑后。

来一场家庭妇女的说走就走，一个人慢下来松弛自己的神经，放空自己的内心，复习自己当初爱他的原因。问问自己，是婚姻改变了爱情和生活，还是密不透风的生活遮蔽了爱情，扼住了婚姻？

几天之后，闺蜜就找出一堆的症结，她发微信给我说：我以为自己没有产后抑郁症，但是现在想想不一定，从生完孩子到现在，我觉得自己没有真正快乐过，我觉得自己很焦躁，心里不平衡，觉得自己很不值，凭什么受罪的只有我一个，老公还这样对我，有些事情真的没那么容易过去，当时没爆发，都积攒到后面了。

我看到这条微信，长舒了一口气，按照闺蜜良好的自省态度，这婚没那么容易土崩瓦解。

当你觉得不开心，就算做了妈，依旧可以自救，采取各种方式让自己轻松愉悦起来。把孩子和一切都放在一边，复习少女时代每一件可以让自己苏醒的事。我们每一个人，都要努力为自己的情绪找到平衡点。一个任劳任怨、抓狂烦躁的妈，和一个神清气爽、散发魅力的妈，哪一个更容易为家庭和孩子创造优良的氛围？我想，你的老公听不到唠叨，并不会在意你为此多买了几个包。你的孩子和你分别几天，反而会更加迷恋你的怀抱。你以为做妈最重要的是责任与关怀？不，做妈最重要的是开心。即使儿女再幼小，都能体察到你因为压抑情绪无法释放带来的负能量。作为家庭里重要的一分子，你的晴雨表也是家庭和睦的重要因素。为了孩子和家庭，放下手中的家务和心中的牵挂，让自己 high 起来吧！

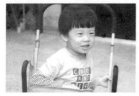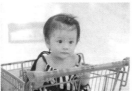

妈妈购物指南

　　全天下的孕妇都会在孕期发一个毒誓，就是一卸货就要瘦得像闪电。买衣服，看中的衣服，一个色儿买一件，一周七天上下午不重样。买鞋子，往死里买高跟，高到恨天恨宇宙。买包包，OL 风 BOY 风高冷风少女风，赤橙红绿青蓝紫黑白，包治百病。搞发型，不搞发型的女人活着就是累赘，包个发行总监一整天，染烫洗剪吹。

　　生完了肉坨坨往怀里一抱，他开始摇头晃脑四处寻觅，这才反应过来，还要喂奶啊，怎么把这件事完全忘了。

　　好了，接下来的日子，一、不能明着减肥，要不然所有人抨击你没人性，肆意降低孩子口粮质量。二、不能随意外出显摆，你又胖，又要动辄找地方喂奶，还是老实点待家里吧。娃一哭，衣服一撩，往床上一躺，摆出抽大烟的造型，把奶头往娃嘴里一塞，整个世界安宁了。三、你根本没那个时间，一个整天与打鼾放屁搏斗，和各种婴儿知识为伍，连老公都是高级摆设的女人，哪有空关心自己的容貌和着装？更加别谈逛街与血拼了。

蓬头垢面的日子久了，有一日要出门参加高端婚礼，主办方要求来宾着正装出席，老李和我商量要不要穿西装，我撇撇嘴说 POLO 衫就行了吧。内心腹诽：我都穿不下任何小礼服裙了，你休想独自走气质路线。到了酒店签到处，俩人就傻眼了，前后排队签到的都是西装革履、礼裙闪闪，我们俩抱着大的，推车推个小的，显得土逼又狼狈。现场拿到和新人拍的合照，我抱着仰面长啸的皮皮，一脸政治笑容，身体扭曲，和新娘之间隔了好大的距离，好像 PS 上去的局外人。这个距离，包含尴尬、局促、自卑。

回去后我开始和老李研究产后抑郁症的症结与治疗，这是对一种常见疾病的预防和探讨，但在老李来看，这是一种赤裸裸的威胁与暗示。他挥挥手说：买买买！

怎样足不出户，也可以抛头颅，洒热血，血拼？秘诀是：代购！淘宝！我和各国靠谱代购建立了牢固的友谊，熟谙各币种汇率，时差也把控到位。带娃的苦闷在一掷千金的潇洒转账动作中完全化解。快递大哥化身我的男神战队，让我每天手枕颚下，望眼欲穿期盼他们的到来。楼下一喊"8 栋有没有人啊？"就双手腾空，花蝴蝶般旋转飞奔而去。

老李竭尽所能，满足我日益增长的物质文化需求。他这种端正的态度，不但拯救自己于水火，更获得了我的五星好评。我自觉地购买符合我慈母身份的置装。比如衣物以纯棉麻为主，鞋子还是平底、平底、平底。空余时间我也 DIY 装饰自己的家，从三观的角度出发，我认为自己的母爱被激发，温柔顾家的一面占了上风。又或许是因为花钱比以前还猛烈，所以自然比从前更热爱生活了。这"买来的温柔"就当作对正在肉疼的老李别样的报答。

我逐渐发现，奶妈的购物模式很有讲究。这购物购得好，能够改善心情、融洽夫妻关系、缓解育儿烦忧。以下就是我总结的几个要点：

（1）婴儿物品要克制。

做妈的永远主观认为，自己的孩子最可爱。看到琳琅满目的婴儿用品，淘宝购物车都放不下。克制婴儿物品的购买，首先把看中的全部放进购物车，然后第二天同一时间再上去筛选，如果事隔一天还是觉得宛若初见的，就留下来，其余的删掉。把留下的再从实用角度筛选一轮，比如一件百搭的滑雪衫，比两件类似的长袖 T 性价比、出场率高。最后从家中已有物品的重复率角度出发，进行最后一轮筛选。比如小汽车玩具很多，就不如买一台挖掘机来得新鲜有前途了。

（2）贵重物品有技巧。

折扣季是代购疯狂刷屏的时候，免不了眼馋几件有点土豪的包包啊、鞋啊、手表啊什么的，一次性购买实在太不贤惠了，这个时候就要学会设身处地考虑老公的感受。我都会把这些土豪物品标上标签，分别是"生日礼物""结婚纪念日礼物""情人节礼物""新年礼物""妇女节礼物""儿童节代收礼物"。纪念日那么多，总有一款适合你。提前用完节日配额，不但能及时买到心水，还能为老李排忧解难，解决他不会买礼物的困扰，这样贤惠的妻子，夫复何求。

（3）含辛茹苦别手软。

网络上有一句俗语，"你不花钱，就会有小三来花你老公的钱，睡你的老公，打你的孩子"，所以及时花钱是家庭妇女的重要职责。这话说得太肤浅，为什么要怕小三花老公的钱？家庭妇女守则第一条：老公的钱就是我的钱。30岁的已婚育妇女已经不能随心所欲穿粉色，肆无忌惮扎蝴蝶结。逐渐艰难的人生路上，如果还不迅速把无用的钞票变成高品质的衣裙裤包首饰化妆品，还对得起你那张老脸吗？

（4）参考意见问老公。

购物方式对了，花钱思路正了，如何把购物这件事变得开诚布公，变得举案齐眉？挑一个你喜欢的包，再选一个丑陋明显的包，一起拿到老公面前，认真严肃地询问意见，表示女为悦己者容，这个包就是专门提升自身气质，为老公撑门面，老公的选择至关重要。老公受到了尊重，又感受到一家之主的决策权，男子气魄促使他不由自主地喊出：

买买买！（本条不适宜品味特殊、会选丑陋明显包包的老公，如有巧合，纯属倒霉。）

有了这四条购物指南，奶妈就可以一边喂奶弄儿，一边挥斥方遒买遍全球，老公心甘情愿递上银行卡，坐镇家中等包裹。都说母乳是软黄金，奶妈们，让我们行动起来，让喂奶不再是一件枯燥无味的烦心事！

第六章

有了孩子别忘老公

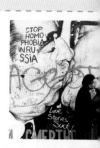

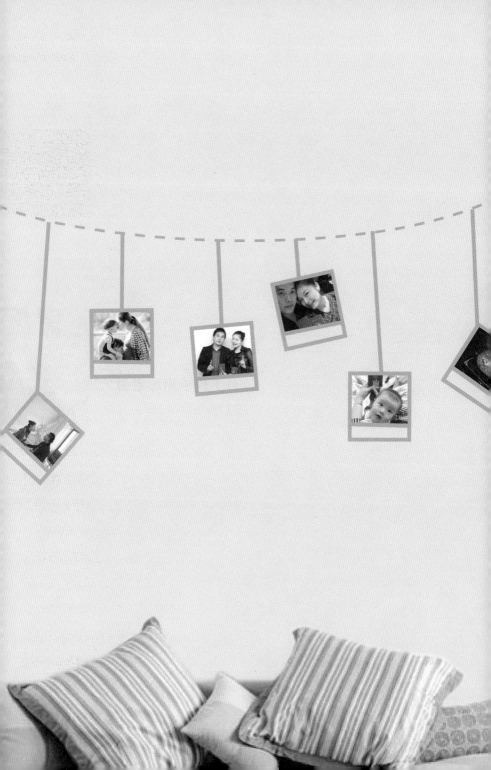

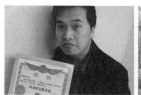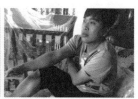

一起看足球好吗？

　　我怀着皮皮 8 个月的时候，巴西世界杯盛大开幕了。老李每天捧着手机，盯住赛事表，眉梢扬起，面目暧昧，嘴里喃喃地梦呓：我擦啊，世界杯就要开始了啊！

　　世界杯这场持续整个月的节日，总是会带来举国同庆的气氛。比如，网购白痴老李会央求我给他买一套德国主场球服，最好是正版的；他会和朋友们频繁踢球，增加参与感；他们会挑选精彩赛事，找地方聚众欢呼；各种啤酒、花生、卤鸡翅迎来了它们的春天，警察叔叔、保安大爷迎来了紧张的工作，酒吧老板迎来了一大波人民币。全世界的直男都在这一天迎来了他们理直气壮抛妻弃子、夜不归宿的艳阳天。

　　对于一个问一次忘一次，至今搞不清越位的女人来说，我只有把自己置身于淘宝"双十一"购物节前的那几天，才能切身体会男人们的激情澎湃。想想如果"双十一"也是四年一度，确实需要痛哭三天三夜，不眠不休，颤抖着跪拜，等待它的到来。

虽然女人普遍不懂足球的魅力，就像男人分不清半罩杯和全罩杯，但也不妨碍我们从视觉的角度去欣赏。总体来说，女人支持的球队普遍集中在意大利、英格兰、葡萄牙等人高马大、金发碧眼的球队。在男人们高呼"好球"的时刻，兀自讨论"刚才镜头扫过的候补队员真帅""踢到裆部肯定很痛吧？""德国球衣好看一点"等时尚生理话题，也不失为一种额外的欢乐。

老李在开幕式这天就和小伙伴们相约踢球，用自己的方式为世界杯开幕呐喊。

回来后，他满脸洋溢着满足的微笑，洗了个澡，又匆匆出门，夜宵看球。对于他来说，婚前的世界杯和婚后的世界杯，没什么本质区别。有没有孩子，和他看不看球，没有冲突。倒是我心里有一丝酸溜溜：其实我也喜欢喝啤酒，吃烤串，听隔壁酒吧打架，可惜如今六甲在怀；我也曾承诺买花生、卤菜、薯片、啤酒伺候他和他的哥们儿在家看球，可惜家有幼儿不得欢呼。不得不羡慕男人，他们可以一世都是男孩，随时血脉贲张，可以在这样的狂欢里肆无忌惮地挥臂高呼。

世界杯进入到四强赛时，我已经生下了皮皮，正在坐月子，老李正在做月嫂。彻夜照顾皮皮，累到一边走一边睡，都没能影响他为心爱的德国队摇旗呐喊。他哈欠连天换尿片，精神抖擞看比赛。我看着心疼，却也纵容他的废寝忘食——直男的这点儿健康爱好，不满足还有天理人道吗?

终极冠军将在德国队和阿根廷队中决出,这让我想起了 2010 年的世界杯。

朋友一个电话把我召唤到北京,这北京大妞说:想不想和黄健翔一起看球? 当时黄健翔早已离开央视,四处走穴,世界杯期间,他和李承鹏在新浪体育线上直播解说世界杯,节目名字叫"黄加李泡"。我清楚地记得,我加塞儿进演播室和他们一起看的那场比赛是四强赛,比赛双方也是德国对阿根廷。那场解说的嘉宾是高晓松和范志毅,李承鹏在场外连线。

那场比赛踢得特别邪乎,阿根廷从头衰到尾,一球未进,0∶4 输给了阵仗齐整、配合完美的德国队。阿根廷教练著名卷毛马拉多纳抱着头,一脸悲痛。

作为阿根廷的死忠,李承鹏在场外濒临崩溃,直接拒绝了连线。同去的朋友也有阿根廷的球迷,长吁短叹,懊恼不已,觉得自己来如此高大上的演播厅,却看到心水球队的狼狈落败,简直就是给自己制造了一段虐心的惨痛回忆。

比赛过后,刚过零点不久,未尽兴的我们,去三里屯凑热闹。三里屯的人声鼎沸才刚刚拉开帷幕,世界人民都聚集在狭窄的街巷边,吃着羊肉串碰着杯,这似乎是我见过北京外来种族最齐全的夜晚。时不时,会从街头巷尾传来砸碎啤酒瓶、打架斗殴的巨响。大家习以为常,转头瞟一眼,又回到汗流浃背的高谈阔论中。

足球的不确定性,调配荷尔蒙的冲动,凉拌些夏天的骚动,这就是世界杯的夜晚。多么像年轻的鲜活,充满未知的美感,血性充沛、桀骜不羁。

我想起我的好友作家九夜茴在欧洲杯时说过的一句话：有人永远在三里屯泡吧，在后海闲晃，在簋街吃麻小，永远有人在匆匆那年；永远有人在熬夜看球，在呼朋唤友，在烤串啤酒，永远有人在匆匆那年。

我们在天伦之乐、家务琐事里，猛然回忆起那些狂欢的匆匆那年，无限缅怀，也心无遗憾。拥有麻辣似火的青春，让来日温厚淡然的家庭岁月，也多了一嘴角心甘情愿的微笑。

四年后的决赛，还是德国战车稳健精准地获胜了。老李做月嫂的血泪苦痛，都在德国队的夺冠中甘之如饴，仿佛他的起早贪黑，也为德国队夺冠献上了自己的一份劳力。

我们没法儿去酒吧普天同庆，老李只能在深夜里安静地抱着小小的皮皮，张大嘴，无声地欢呼，我也躺在一旁，为着他的快乐，快乐地笑着。欢欣静静地流淌，溢满整片夜晚。

我突然觉得，混在球迷的队伍里，吃着烤串、喝着啤酒、闻着夏天的燥热混杂着男性荷尔蒙的汗腥，在酒吧里酣畅地叫喊，被更高的欢呼覆盖融合。那种喧嚣和此刻的寂静，都充斥着生命的力量。前者是青春的爆发力，炙热直接。后者，是萌芽出土的张力，是生活向四面八方生出的琳琅满目的新鲜快乐。

球赛结束，踩着蒙亮的天色，挽着心爱的人的臂膀，一路回顾刚才的赛事，是一件可供长久回忆的浪漫事儿。如此窝在床上，守着一家老小，四目相接，就能读懂对方眼里的实时点评，也浪漫至极。那年终究会匆匆而过，但愿年年岁岁如今朝。

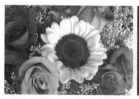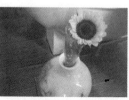

"顺路"的浪漫

5 月 20 日那天，我重复每天的带娃程序，直到肉肉洗完澡，吃着奶，和我挥手说拜拜，才回到自己房间，瘫软在床。零点，我刷着微博和老李唠嗑，不小心刷到了这个 520 节日。连忙拦截住自己的话题，插播了一句"老公，我爱你"。老李一个懵懂，茫然地问：为什么啊？我淡然一笑，不留功和名：因为今天是 5 月 20 日啊！

如今莫名其妙的节日特别多，一年到头都在找理由折腾。连 11 月 11 日看上去那么萧条的日子，都被冠名"光棍节"，被痴男怨女们用来邂逅、约炮、分手、劈腿。

对于已婚育妇女群体来说，各种节日的泛滥，就是一阶段假借名目清空淘宝购物车的好时机，尽管那里面有一半是婴儿用品。简单来说，已婚育妇女的浪漫基本上是自给自足的。首先，直男老公们会选择性失忆纷繁的节日。其次，直男的品味会对家庭财政和家庭和睦产生不利的影响。倒不如，你若刷卡，便是晴天。

5月20日这个日子，这些年也摇身一变，进入了重大爱情表白日的行列。

作为曾经巧立名目，需要纪念各种纪念日的浪漫双鱼座，对这种节日的敏感度，已经消散在和肉肉的斗智斗勇中。自己都不再记得，更加不会责怪直男老李了。抓住这个契机，和老公复习下甜言蜜语，才是已婚育妇女的正确道路。

翌日，我依旧断断续续睡到中午。听闻老李出门上班，下班，在房间走来走去，出门。我睁开眼刷完微博和朋友圈，朝野大事，花边八卦，君临完天下，才软绵绵地坐起来。

脚一着地，大吃一惊。一条由玫瑰花组成的花道，从我的床尾，一直通到卫生间。一路观察过去，玫瑰花还分为红、蓝、粉三色各三朵，有秩序有组织地间隔排好。顺着这条处心积虑的花道，推开卫生间的门，我看到，一朵向日葵，插在我家西瓜状的古董花瓶里，散发着阳光又喜感的气息。

恋爱的时候，我嗲嗲地问老李，我像什么花啊？老李想都没想爽朗地回答：向日葵啊！我心中一惊：为什么？我在你心中那么阳光明媚吗？直男老李看看我，无辜地回答：不是啊，脸大。

我一屁股坐在马桶上，笑尿了。老李就在这个时候，嬉皮笑脸地进来邀功了。对比起从前屡次惊喜带来的惊吓，各种丧心病狂的奇葩礼物，我无法把这个计划完整、表达清晰的事件和眼前呆萌的老李联系在一起。我问老李：你怎么会想到去买花？老李眨眨眼真诚地回答说：顺路。

由于花道事件创造了老李的浪漫巅峰，在我们的婚姻史上有着划时代的意义，对于"顺路"这个有点心塞的回答，我表示全盘接受，并表示老李的回答天真无邪、真实可爱，体现出一个少男情窦初开时，那种天然不带修饰的浪漫情怀。在朋友圈和微博，都对他进行了史无前例的表扬。

有了愉悦的开篇，整整一天，我和老李相互都很开心。临睡前，我看了一个应景的视频，一大群年龄不同、层次不等的男人，打电话给老婆说"我爱你"。从白发苍苍的耄耋老人，到风头正劲的80后，拨号前都扭扭捏捏，腼腆尴尬。

有的男人在艰难说出"我爱你"后，电话两头都陷入了沉默；有的老婆怒火攻心"你是不是做了什么对不起我的事儿"；有的老婆不屑一顾"又喝酒了吧"；有的老婆呜咽着说不出话来。当男人们再次强调"我爱你"来自于内心的爱和感激，老婆们都感动了，纷纷回复：我也爱你！

这个视频打动了我，"我爱你"三个字生于相爱，淡于婚姻，消逝于琐碎的生活。当它不经意间再度回响，会勾起多少相爱的心事，如初的感怀。生活是碧波如镜的温柔河流，加一点涟漪，风景会更加生机勃勃，散发爱情的余香。

我把白天的花五彩斑斓地插进花瓶。想起老李"顺路"的这个回答。醍醐灌顶顿悟，"顺路"大概是最高境界的浪漫了吧？爱对了人，520 就是每天顺路的稀松平常。若每一天，都"顺路"地表达爱意，"顺路"地小小浪漫，对于一世的同行者来说，是多么阳光明媚的旅程啊。

突然又担心起老李，有花道珠玉在前，下一个"七夕"，他该去哪条路上徘徊，"顺路"回一夏天的爱意呢？

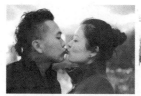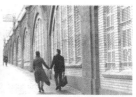

爱自己是生活的基础

据说，马年不太平，天灾人祸频频。连朋友圈微博里的哀声叹气都日益增多。各种职场遇小人，情场捉闺蜜，媳妇战公婆，或者像我这种矫情型间歇性癫狂症——没有原因，就是心情低落的原因。

有一天，有一位女同学的留言引起了我的高度关注，她是这样说的：这世间到底有多少对人儿可以做到心心相印、惺惺相惜，它到底是世间难现，还是转身可见？

这位女同学是我标准女同学，大学同窗四年，属于既互相排斥，又惺惺相惜，互相欣赏的变态微妙关系。女同学是南京本地人，漂亮大方，虽然是篮球特招生，但灵气十足，大学三年级做了班长，属于讨喜阳光型学霸。我呢，三天逃课两天翻墙，花花世界琳琅满目，没事儿就夜不归宿。我是我们班1号，所以每次考试，女同学都在后座为我担心：她没上课，又坐在第一个没法儿作弊，这可怎么办啊？

一晃到了毕业，我居然结结巴巴把课程全部过了，班主任将拍摄毕业大片的任务交给了我。那会儿我忙着闷头谈恋爱，把拍片这种小事儿置之度外，一拖就是三个月。终于，正义的女同学坐不住了，主动把这事儿揽了过去，拍了一个风格迥异的高高兴兴的纪录片儿。这事儿我深表遗憾，觉得如果自己拍，肯定能拍出一部鉴赏性、艺术性、流传性更高的经典。谁让你深度恋爱，导致拖延症晚期了呢？

女同学自然也有爱情，她的爱情看起来很温暖。两个人从初中开始，一直好到大学。女同学的男朋友其貌不扬，话语不多。女同学的死心塌地让我觉得，她男朋友一定有不为人知的男性魅力。我轰轰烈烈地海誓山盟，然后换个人再来一遍，女同学一直笑而不语，秋波暗涌地牵着男朋友的手，徜徉在学校草坪的夕阳金光里。

毕业后，我一边折腾爱情，一边折腾工作，北上广跑一遍，被爸妈捉回家，心不甘情不愿考进了国营出版社，最后寻思着怎么逃，一咬牙嫁到了广东。女同学先是考上了研究生，毕业后顺风顺水地进了公务员大组织。当然，男朋友还是那个男朋友。

领证后，我就高效率怀孕了，打算在广东摆酒。回到南京，带着老李请大学班主任和相好的几个大学同学吃饭。饭桌上，女同学告诉我，她换工作了，辞职了。我大吃一惊。她又告诉我辞职主要是为了跟上男朋友的脚步，男朋友是做生意搞金融的，自己不懂这个领域，无法分担他的烦恼，觉得非常恐慌。于是一个没学过高数的文科生，挤破脑袋进了银行做信贷，整天与数字金钱面对面。我又大吃了一斤饭，才把到嘴边的劝阻吞了下去。

吃过饭，女同学把我拉到一边，给我塞了一个红包，说就当是结婚的红包了。我推了半天收下了，看着红包，我内心涌出了百感交集，动了动嘴皮子，憋了半天憋出一句：恋爱千万不要谈太久啊，差不多就可以婚了！

女同学就一直在银行勤奋工作着，经常发苦恼加班的状态，以及眼花缭乱的信贷报表。我心里惋惜至极，假如她能做一份和文艺有关的工作，坚持梦想，她的状态应该会是发光发热吧。她为男朋友奉上的大好时光、牺牲的精神世界，是我无法割舍、永远无法匹及的深爱。可直到我结完婚生完肉肉补完蜜月怀上皮皮，依旧没有得到她的婚讯，而是看到了那条朋友圈信息。

我忍不住回复了她。我说我觉得精神伴侣可以做朋友、情人，但是做夫妻，纯精神伴侣是最危险最不靠谱的。

女同学不解，我解释说，精神伴侣并不是难求，而是难持久，每个人都在不同的环境中变化，一旦一个人走得快，另一个原地踏步，精神世界不同步，感情的基础就岌岌可危了。

女同学问我，如果两个人精神差距日益增大，那要不要继续在一起？

我说，精神差距是无法解决的，除非走得快的那个甘心等待走得慢的。说一句心里话，不要过分执念于精神，容易痛苦。婚姻的幸福，不全来自精神，性格的合适和物质的优渥更加重要。

女同学感慨万千，她说这些年事过境迁，她的看似稳定实质衰败，我的颠沛流离却每步都在前进。她想她不知道要徘徊几程才能得到爱情和婚姻的正解。

我得到她肯定的分手答复，想起夕阳下她和男朋友打着篮球，挥洒汗水的青春。有种身临其境的悲切弥散开来，那好像，是光阴破碎的声音，又好像，是爱情挟持着梦想，向着无垠繁茂的山谷纵身一跃的失重感。我想了想，跟她说，当初你为爱情换了一份并不擅长的工作，我佩服又震惊。可是亲爱的，精神世界一定要为自己保留，任何时候，都要先爱自己啊。

我的女同学，也是你的女同学。她是你温柔平凡的同桌，她是你优秀能干的学生会主席，她是你活泼开朗的室友。这些性格迥异的女同学，殊途同归地选择了牺牲自己的精神世界，踮着脚祈望和对方的精神完美交合，得到世间难寻的纯粹爱情。可她们并没有想到，没有了自己的那块世界，同样也霸道地侵占了对方的留白。也许刚开始，他感动于你的奋不顾身，渐渐的，你变得毫不新鲜，毫不神秘，你们的话题都是同样的稀松平常，工作的鸡毛蒜皮。你既失去了自己娴熟的领域，又失去了爱情的肥料——距离。

每个人对爱情都有不同的解读。罗兰说：爱是生命的火焰，没有它，一切变成黑夜。卢梭说：真诚的爱情的结合是一切结合中最纯洁的。相比这些炙热浓烈，我更欣赏一位无名之辈的解读：将爱情当作理想的人，不会有真正的理想。

放下精神的执念，用一纸婚书铐住爱情，用柴米油盐，承欢膝下当作红线，绑住脉搏，也不失为爱情不错的归宿。爱情多么虚幻，没有空间放置和世俗的承载，便咻地溜走，你向隅而泣，却突然不知，爱究竟为何物。

我结婚时在广东认识了一位女朋友，她是婚庆公司的职员。初次见面，坐在沙发上聊我和老李的故事，她听着听着就梨花带雨了。我惊呆了：我和老李的故事没啥生离死别的，就是一个大脑抽丝的男人隔着一千多公里软磨硬泡美姐的故事。这样的故事，当事人就算有再多跌宕起伏的心境，旁观者听来也稀松平常。这都能泪洒衣襟，如果她不是林黛玉投胎，就是女影帝飙戏。

虽然眼泪让女汉子震惊，但这也瞬间拉近了我们之间的距离。不久之后，我知道了真正原因：她离婚了，和前夫10年缘分，一朝分崩。离婚的原因非一日之寒，总结起来两条：结婚多年未生育；前夫出轨。随便一条都是致命伤，砍在心上涓涓流着血，堵都堵不住，别谈结痂了。所以任何点滴的爱情片段，都会引起她内心的波澜吧。

我结婚后就怀孕了，大江南北地游山玩水。闲暇间得到了一个晴天霹雳般的新闻——女朋友怀孕了！由于先兆流产，正在医院住院保胎。

我和所有八卦妇女一样，问的第一个问题就是：是谁的？作为一个单身女人，未婚先孕还努力保胎，这是一件多么一往情深又狗血淋漓的事儿啊。

得到的答案特别没劲，孩子是前夫的，没有新角色的出现。尽管我在心里叹气摇头，咬牙切齿。毕竟我和女朋友处于不咸不淡的关系，不方便直接指责，于是高高兴兴地和她发展成了孕友。

我在青山碧水间逍遥了三个月，女朋友就在医院保胎三个月。每天蓬头垢面，衣衫不整。不痛不痒，却要卧床不起，连上厕所都要小心翼翼。每天打黄酮体针增加孕酮，每个星期都要做 B 超监控胎儿情况。这哪里有孕育的喜悦？简直是人间炼狱。

回到广东我就去看她，她胖了一圈，气色苍白，有种浸泡在水里多日的浮肿泛白感。看到我们到访，她非常开心，我顺手把带来的提子洗了，坐下来边聊边吃。

简单的寒暄后，聊了些孕期知识点，话题开始急剧冷却。我愣了一会儿，环顾四周问道：那个谁呢？怎么没来看你？不知道怎么称呼她的前夫兼她娃的爸爸，我只能用"那个谁"来代替。

她眼神闪躲着尴尬，呵呵一笑说：有时候会来，上班忙。

女朋友妈妈的到来救了我们的冷场，我拉着老李就撤了。

女朋友 4 个月出院了，胎儿已经进入了稳定的孕中期。我仿佛能感受到她的如释重负。对于她来说，这个孩子就是她的救命稻草，能救她自己的命，也许也能救他们爱情的命。

可是，那个谁却迟迟没有反馈。听说，那个谁的父母在女朋友保胎的时候就放话说：现在保胎期，你妈妈就辛苦一点，将来坐月子我们来伺候你啊。这话让我啧啧称赞，老姜就是辣，谁知道你能不能保住这个娃儿，我才不会为你白费力气。

直到女朋友怀到六个多月，肚子已经大到看不到脚尖，他们才去复了婚。两个月以后，女朋友顺产下一个白白胖胖的女娃儿。因为早期保胎，胎盘剥不下来，医生手工掏了半天都无济于事，产床上的女朋友因为大出血和剧烈疼痛，直接昏迷了过去。

抢救过来的女朋友过上了幸福的家庭生活，曾经破碎的家庭因为女儿的诞生破镜重圆。她经常带着幸福的口吻娇嗔地抱怨婆婆不会煲汤，导致她奶水偏少，女儿要混合奶粉喂养。不解风情的我从来不会如愿感叹：哎呀，你婆婆真好，还做饭给你吃。都是直接呛一句：你可以回你妈家喝汤啊。她听完总是呵呵一笑，无言以对。

孩子和老公成为了她人生的指明灯、方向盘。她因为工作要去北京出差，凌晨5点给老板轻声细语地打电话，问她能不能顺道来接她，因为老公在睡觉。老板忍着起床气开车到她楼下，目瞪口呆。

天微亮的清晨，风寒露重，女朋友一个人胸口背着几个月大的女儿，在楼下来回张望。老板不明白她的举动，女朋友微微一笑说，女儿醒了就先抱下来，难道吵醒我老公啊？

老板觉得脑部受到重击，呼吸困难，打发这可怜的母女回家，自己独自上路。

女朋友很少参加我们的聚会，难得出现都是迟到早退，还要背着女儿。有时候约着一起遛娃，等到太阳下山，她才推着车匆忙出现，带着赔礼道歉的蛋糕和一脸讪笑。不好意思啦，我一个人要给她穿衣服，整理东西，总是来不及。

拥有一个不愿意吵醒他睡觉、包揽全部家务、兼职育儿嫂，还要上班赚钱的老婆，并没有稳住那个谁骚动的心。我们时常在女朋友微博朋友圈的只字片语中，读到他的四处暧昧，她的愤怒无奈。我从那些语句中读出女朋友的心结：她要的不仅仅是人，她竭尽全力，并不满足于现状，她叨叨念念，要的是对方的心。

故事到这里，我们对女朋友的态度经历了一个跌宕起伏的过程。基本心路历程是：同情——不解——祝福——憎恶——同情。爱情，并不是孩子或者全力付出可以挽留。家庭，也不是大包大揽或呕心沥血可以维持。我赞赏她釜底抽薪的魄力，敬佩她不屈不挠的坚韧，终于，她得到了想要的一切，丢掉了自己。

爱情那么复杂又残酷，爱自己就简单又愉悦了。我们处在社会的劣势，养儿育女、动辄衰老，若是再不对自己撒娇宠爱，怎能对得起自己如水的绵软，如花的明艳呢？

我希望每一个女同学和女朋友，都能放眼远眺，眼神四处流连。察深溪蓄翠，草木萌动，看莺飞草长，天空海阔。执伞雨中听风，花前月下独酌，留给自己和万物的大爱，把对爱情的追求、对家庭的奉献，匀一些给别人吧。无论你是豆蔻年华还是芳龄十八，是桃李如花还是风韵犹存，人生的任何一个阶段，爱自己，永远都是别人爱你的首要条件。

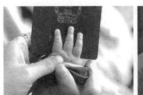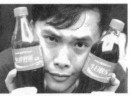

最后划掉的那个人

我和老李一直是模范夫妻，我是治理直男老公的标杆，老李是敬重老婆的典范。

生完肉肉，我秉着再生不能分床睡的原则，让肉肉和阿姨睡，吃母乳时抱过来，吃完再滚回去和阿姨睡。随着肉肉的长大，他的真爱确定为丝巾阿姨，这更加有利于我和老李出去吃独食、浪漫游、继续怀。

一直到皮皮出生前，我和老李的感情经受住了肉肉第三者的插足，接受了一起碰撞育儿的洗礼，我们之间的亲密度不减反增，我的最甜蜜情话排行榜首位从"有什么事回家再说"平稳过渡到"你看看你儿子"。

　　一切从皮皮诞生开始剧变。月子里来了一堆三姑六婆伺候，丝巾阿姨又是月嫂出身可以当帮手，加上我们是二胎有了经验，这次月嫂的工作就由老李承担了。

　　月子期间，老李勤勤恳恳任劳任怨，端茶倒水洗衣擦身。中途恰逢他的生日，为了褒奖他，我不顾月子期的体弱身虚，给他的农历和公历生日全给办了。蛋糕上诚恳地写着：李月嫂生日快乐！还定做了两只签字对联可乐给他，上联可乐：生日快乐，李澄。下联可乐：绝世好爸，点赞。落款：你全家。照片上的老李左手抱着女儿，右手揽着儿子，烛光倒映着他幸福洋溢的脸，还有两个巨大的黑眼圈。

　　过了月子期，老李的高度密集工作告一段落。我对接下来的日常育儿工作进行了分工：晚上，吃奶换尿片哄睡，我来。白天，除了吃奶，其他都老李来。老李想想终于有整觉睡了，兴高采烈地接受了组织的安排。

　　渐渐他发现，这就是个圈套，晚上皮皮没什么需求，就是吃奶睡觉，尿片都不用换。并且，每次我起床，他都会犯月嫂职业病，下意识地惊醒，暗中监测我的行为是否规范。

　　白天他把皮皮抱下楼玩，肉肉也醒了，缠着老李，于是可怜的老李一个拖俩，从月嫂晋级成了育儿嫂。除了做奶爸，他还要做老公，做儿子，做女婿，每个人都会适当地给他一点事做。加上每周还要去上三天班，老李整个人呈现出一种放屁就会被弹倒的疲惫状态。

　　这些我都看在眼里，却不动声色。一是，想让他感受一下作为一家之主的青壮年所要付出的代价，这样他才会更加兢兢业业地对我们负责任。二是，我懒啊，我想睡觉啊，我做完月子还要休养生息啊。

终于老李委婉地跟我申请，希望能解除一部分工作。既然他开口了，作为深明大义的领袖，还是能体察群众疾苦的。我就开始负责哄皮皮午睡，让老李也能顺势眯个半小时。

两个孩子的生活，让我和老李完全没有了自己的时间，一个人出去放风，另一个人就要全程看护皮皮，赶上皮皮心情恶劣无理取闹，拉个屎都要抱着她，剩下单手擦屁股拎裤子。这还是在肉肉不来串门骚扰的情况下。要是两个人同时出门赴约，哺乳期不得不带上皮皮，觉得这样对不起肉肉，就又带上肉肉和丝巾阿姨。所以我们家要么就把家宅成幼儿园，要么一出动吃饭就是占人家一桌，怪不要脸的。

从早上睁开眼，就是皮皮肉肉肉肉皮皮，玩到中午大的吃饭小的吃奶，给大的洗澡，哄小的睡觉。全世界刚安静下来准备闭眼，电话响了、狗叫了、大的醒了来敲门了。强打精神带大小一起出去玩，玩到傍晚，大的吃饭小的吃奶，给大的洗澡，哄小的睡觉。等到全世界都安静下来，已经到了晚上 10 点。我和老李轮流洗澡，摊在床上，谁都不想再动弹，要保留体力对付晚上变身的皮皮。

马不停蹄的日子遇上肉肉生病，简直就是人间炼狱。我除了给皮皮喂奶，还要去肉肉房间测他的体温，彻夜难眠。看到老李睡得鼾声四起，怒火中烧，一脚踹醒他。他猛地坐了起来，慌张地看着我，我说儿子高烧你还有心思睡！老李心虚地跟着我去看肉肉，站在旁边惺忪着眼看我量体温，灌药，皱着眉走来走去。他也插不上什么手。是的，就是不能让他好好睡觉，杵在一旁发呆，我心里也平衡。

两天之后，肉肉好转，可是老李、丝巾阿姨、我妈都开始头疼、鼻塞、喉咙痛，他们相互传递着药还有衰气。恰好我接了一个稿子，写得接近尾声，我就琢磨着跟老李说想这两天断尾，他这段时间多担待一点，等我交了稿就能专心带孩子了。老李木讷地点了点头。

事实上，我越是想结束，越是突发事件频发。皮皮那两天总是不肯吃奶，睡觉也只要我抱着哄。只要她哭得厉害点，心疼得老李就赶紧把她送过来给我。思绪好不容易飞到了青山碧水间，又被扯回现实，面对嘶吼的大嘴。那几天我的睡眠是碎片的，思绪也是碎片的，连心情都被撕烂得碎碎的。

当老李再一次把皮皮扔给我时，我的小宇宙爆炸了，把他从头到脚指责了一番，连他感冒都是故意的、蓄谋已久的。老李被骂得哑口无言，呆呆地站了一会儿，下楼了。

接下来的三天，我们陷入了史无前例的冷战。除了最基本的育儿沟通，在长辈面前表演互相夹菜之外，回到房间就默默无言。我写我的稿，他蒙在被子里发汗治感冒。

我和老李有很多优良传统，比如我在洗澡前给他拿好换洗的衣服，他会等我洗完澡拿浴巾来给我擦干，这些眼波暗流、肌肤之亲的规矩，都在皮皮的哭天抢地中化为疲累。

但有一个传统我们一直坚持，就是无论在哪里睡觉，多晚睡觉，在不在一起睡觉，我们都会和对方说"晚安，我爱你"。偶尔几次吵架互相不理睬，老李也都会把"晚安，我爱你"，留在私信或者微信里。据不明来源的科学称，地球可能毁灭于任何一秒。万一下一秒就是那一秒，那么至少刚刚过去的最新鲜的一天，我们彼此得知对方的爱意。当然老李愿意遵守这条规矩，也是为了谨防"你有多久没说我爱你了？"这样的致命追击质问。

这个优良传统，成了我和老李再度为人父母后，唯一的仅存的感情互动。

我一天比一天心虚，因为从冷战第一天开始，老李就再也没跟我说过"晚安，我爱你"。我找遍了微博、微信、快乐孕期、淘宝、开心网，只要是可以联络的社交工具，都登录了一遍，还是没有他的任何消息。结婚三年，从未有过的伤心风起云涌。

第三天中午，我午睡醒来，看着怀里依旧沉睡的皮皮，听着背后老李的鼾声，泪流满面。

我坚持了三年，从南京背井离乡来到这里，从出门就是高楼大厦的单身公寓，到青山绿水间的隐居。从干练强势的白领，到相夫教子的专业孕妇，初心只是因为爱情。当我逛街听不懂方言，昔日同事风生水起，外婆生病最后一个得知，只要咬紧牙关看看温柔如水的老李，失落和孤独统统藏匿。我走了一条不知所谓的雾霾羊肠道，只因同路人是你。

短短三天，听不到同路人和声细语的召唤，巨大的压抑就如山轧身。

我轻声的抽泣惊醒了老李，他紧张地掰过我的肩膀说：你不是也感冒了吧？鼻子一抽一抽的。我被老李蠢哭了，顿时倾盆大雨、撕心裂肺。老李发现我来真的，胡言乱语地安慰一阵，然后委屈地说：其实我就想让你对我态度好一点儿。

那你也不能不跟我说晚安我爱你！你知道我多难过吗？因为嫁鸡随鸡，我失去了那么多，难道还要失去这件唯一鼓励我的事吗？

我在心里说了嘛，所以你听不见。老李弱弱地狡辩，看我还在号啕大哭，他有点心疼地道歉：对不起，我爱你，你最美。

这句道歉用语的标准格式，也是我为直男老李量身打造的。他那张只会吃饭的嘴不会哄人，但有了这句标准道歉用语，只要是女人，听到第二句都会心之一颤，听到第三句就会一笔勾销了，有么有？

听到这句道歉，我立马顺着台阶就下了。梨花带雨，对老李一番撒娇倾诉就大度地原谅他了。因为就算表面理直气壮又抱屈衔冤，我内心亮堂堂地知道，事情的起因就是我累到深处，怒火攻心，对生病的老李不但没有加以关心，还指手画脚，确实有错在先。老公气量宽厚先认错，老婆就要识趣知礼快下台。

这三天无以复加的伤心，让我醍醐灌顶。我生了两个孩子，时时刻刻警醒自己，最重要的还是老公。可在繁复纷扰的生活里，我会麻木，会焦躁，会忘了来时路的初心。

这样的伤心拨开雾霾，露出了老李在我心里，被搓手顿足生活遮挡住的那一块。云开见天后，老李还是霸占了面积最辽阔的领土。无需自省，无需告诫，原来老李本来就是最重要的那个人，从来都没有变过。老李之所以叫老李，是因为我就是想和他一起慢慢老，等他老成了真正的老李，我们还是在一起。

最后讲一个脍炙人口的鸡汤故事。

有一天，某学校的某教授和同学们做了一个充满奇幻色彩、不知所云的游戏。

他让某同学在黑板上写下了20个重要人物的名字。然后按照不重要程度依次划掉。某同学在划掉了邻居、同事、朋友等跑龙套之后，终于要面对父母、丈夫、孩子的艰难选择。

某同学咬着牙划掉了父母，最后哭着干掉了孩子，剩下了丈夫。课堂上的同学们入戏太深，抱头痛哭。

鸡汤文的结论是：因为丈夫是陪伴我们一生的人，所以他最重要，得以胜出。

这个故事跟"我和你妈掉进水里你先救谁"愚蠢度持平。真到危急时刻，估计人类的护犊本能，会把生的希望留给孩子。但神奇的是，这个二逼故事的结论居然是正确的。

大部分的女人，在深陷爱的囹圄时，自然贯彻了这个真理。柴米油盐一搀和，再来俩孩子捣腾，生活的乱七八糟让女人困惑、苦恼、倒戈。女人们信奉了另外一条真理：老公和钱都可能是别人的，只有孩子是自己的。

产后抑郁的病发率越来越高，新妈妈们失去了身材、自由、睡眠、事业，但几乎所有人还都把注意力集中到新生命身上，忽略了妈妈的感受。产后抑郁会导致新妈妈烦躁易怒，间歇癫狂，歇斯底里，甚至看破人生。每个产后抑郁自杀的新闻过后，社会都会疾呼：关爱生命，远离产后抑郁。很少人去关注，其实爸爸们也会有不同程度的产后抑郁。

宝宝隔肚皮，爸爸无法像妈妈那样与宝宝合体 9 个月，感受到宝宝的一举一动，他们的身份转换，要等到宝宝呱呱坠地才能缓慢开始，反应弧长，适应期滞后。

新生宝宝细细软软，头颈无力，看起来柔弱又易碎，爸爸们基本都是以蛮力取胜，手足无措，不知道如何去照顾这头新兽。

同时他们还肩负着养家糊口、负担妈妈淘宝开支的使命。宝宝一出生，形成一个新的无底洞，爸爸们问天问大地：请问赚大钱哪家强？

新妈妈需要很多关怀，她们也会对宝宝无限付出，这个时候爸爸就是一个碍眼又碍事的鸡肋：同一张床睡觉、宝宝号啕大哭装死睡觉，还特地高声打呼噜宣告自己的酣熟，换尿片笨手笨脚，不会煮月子餐，更不会清洗伤口，连一句贴心的话都结结巴巴。

但是，爸爸们也许并不是故意蠢萌，他们更加需要妈妈的鼓励和支持，才能笨拙地小心翼翼地接受这个承载自己基因印记的小野兽。多创造机会让爸爸给宝宝换尿片，和他们说悄悄话，抱起他们柔软无力的小躯体。熟能生巧，爸爸们付出之多，爱之切。不要嫌弃他们的笨，再笨，不还是你选的。

都说孩子是爱情的结晶，其实孩子就是爱情发展到一定阶段在天性繁衍方面的阶段性结果。爱情的结果有很多种，儿孙满堂，承欢膝下是一种；不求天长地久，只要炙热的曾经拥有是一种；又或者琴瑟和谐，双宿双栖也是一种。孩子的诞生只是爱情的枝桠，并不会影响爱情的躯干，随着时光，爱情这棵大树会长出涟漪般的年轮，粗壮得根扎大地，风雨无惧。不要忘却，你和你的老公，才是缘定前生，互相拥抱的躯干。

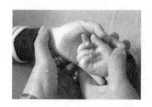

心若牵挂，即是浪漫

"以前听过一个故事，说如果你觉得跑 1000 米很累，那就把 1000 米分为 10 个 100 米来跑。目标分割小了，就不会望而生畏了。我想新年的意义也在此，把时间按年分割，每年都赋予新希望，就不会觉得人生难挨，苦难一眼望不到尽头。"

翻出多年前我自己写的这个微博的时刻，我正独自躺在娘家的床上。电热毯热气腾腾，湖南卫视七嘴八舌不忍直视，我翻来覆去百无聊赖，决定做一件更无聊的事，去回顾我的每年彼时，然后就被自己忧伤到了。

想我那会儿凄凄惨惨戚戚，恋情告吹，青春告急。工作不顺，梦想不再。发出人生苦短的哀嚎，非常符合人物性格与剧情的发展。会呼朋唤友找节目，努力有一个看似丰满雀跃的开头。也会在烟花腾空、喧嚣热闹的马路，享受令人愉悦的孤独。对着昨天的自怨自艾说再见，期盼一个全新的自己。尘埃未落定的新年，都是如此，隐约的期待，更多的是未知的虚无，像铁里的棉花，拳头握住的空。

结婚前最后一个新年是 2012 年，那是一个特殊的年份。

末日的传说，交织着恐怖的喜悦和极致的浪漫。我和老李还有朋友们一起倒数。三对小恋人，围坐在我家的茶几边，写下自己的新年愿望。然后叠起来，密封在一个小盒子里，不让别人看到。作为主办方，我在上面写着：2013 年 1 月 1 日开启，如遇末日或天灾可提前打开。

2013 年的零点，在广东休产假的我，未能和他们一起打开那个愿望盒。而其中一对，婚姻已经走到了尽头。

经过他们的同意，我和老李代表他们打开了一年的期许，其中那个女人写道：希望明年此时，我能真正解脱，真正开心，找到珍惜自己的人。而那个男人的愿望纸上，简单而沉重地写着：幸福！想起去年背靠背写下愿望的他们，已经背道而驰，面向两个不同的世界。

我们像看了一场欲哭无泪的默片，故事里似乎每个人都没有错，最后却没有人幸福。尽管我和老李有些伤感，还是写下了新的新年愿望，密封，等待，盼望。

2013 年年底特别想家，就没有等老李放假，早早上网订火车票，想着也可以避开熙攘的春运。鬼使神差订了 12 月 29 日的车票。老李得知后微微一怔，但还是纵容默许了我远嫁的委屈。火车卧铺还算干净，我躺在床上小憩，广播里一直播放着老歌。

从前，老歌是爸妈的拿手点唱，比如《涛声依旧》《萍聚》《梦驼铃》，如今的老歌，就是《心太软》《掌心》《单身情歌》。歌声小而远地飘来，好像豆蔻年华里悠悠转动的磁带，在随身听里咿咿呀呀地情深意长，直到被老师发现，收走。迷迷糊糊中，这列车似乎开回青春，又仿佛开往中年。

回到家已经是30号，稍事休息打开电视，铺天盖地地走过"1314"，我这才一身冷汗地猛然惊醒：我没法儿和老李跨年，也拆不了去年的愿望了。

给老李打了电话，电话那头的老李憨憨一笑说：你才反应过来？没事儿，到点我给你直播愿望。挂了电话我不禁笑了，短短几年，从挖空心思制造浪漫，到丢弃唾手可得的缱绻温情。婚姻不但是爱情的坟墓，还是文艺女青年的毒药啊。

31日晚，留守广东的老李陪公婆打牌去了。我躲在房间，听着爆竹声交织着电视嘈杂声，刷着手机等着老李一起拆去年的愿望。回忆完那些年我们跨过的年，我开门找吃的，看到妈妈坐在沙发上，戴着老花镜织毛衣。看到我出来，低着头努力把眼睛瞪到眼镜上方，笑眯眯地说，给肉肉织一件高档貂绒毛衣。

我的心突然被貂绒包拢上，软糯滚烫。年轻时的跨年，镶满霓虹，觥筹交错，辞旧迎新。烟花其实并不寂寞，看的人心无火种，便把绚烂当作嘲讽。

　　有些年，并不能一步跨过，用来成长也不错。就像此间，在故乡一隅偏安，承欢膝下，天伦共享，爱人虽在远方也天涯共此时。心里有牵挂，有期盼，糊糊涂涂地让我忘了盛大的浪漫，也不失为最浪漫的跨年。

后记
一本无法总结的书

时间过得好快，一眨眼你就读完了这本夹杂着浓浓逗逼香的不明属性读物，恭喜你，你可以在孕期叱咤风云，做个像我一样天真无邪的欢乐孕妇了。

为了避免这本书出版后，我面临夫妻反目、众叛亲离、无人问津的凄凉景象，我斟酌再三，还是要写一篇后记，以抚慰人心，诏安天下。

感谢我的策划人，我的好朋友，著名作家、编剧九夜茴。在茫茫已婚育妇女人海中找到我，说，我看你生孩子生得精神焕发，不如我们来攒一本书吧。我一想，反正闲着也是闲着，一来可以记录我生孩子的痛楚，警示老李。二来烦闷的情绪有个出口，话痨有了垃圾桶。三来我的孕傻愈发严峻，把转瞬即逝的孩子成长记录下来也不错。

于是我就艰难克服拖延癌晚期，和两个熊孩子的间歇性骚扰，磕磕碰碰写完了10万字。这本书策划之初，定位是一本寓教于乐的孕期指南，写着写着，文风一变，就变成了一个高冷文艺女青年被怀孕育儿逼疯，变成毫无节操底线，充斥着来历不明欢乐的逗逼的故事。

所以，我至今没有敢问九夜茴小姐的读后感。

关于那些孕妇生养的技术流，要归功于我的两位朋友，一位是协和妇产科的资深医师，《只有医生知道》的作者张羽姐。另一位是在上海第一妇幼就职，目前在香港进修的张婷医生。两位医生在我两度怀孕期间，远程指导，加油鼓劲，为我成为"王主任"奠定了坚实的技术基础。在此深表感谢。

感谢那些被我出卖得衣不遮体的亲朋好友，是你们被动的卖力演出丰富了这本书的血肉，让读者在看腻了我的故事后，眼前一亮，产生了"还有这样的傻逼"的兴奋感。当然，一切的文学作品都有它高于生活的艺术性，很多故事被我添油加醋极端化了。我在此激励你们再接再厉，狂舞人生，继续在我的故事里做单元剧主角，我保证，下次我会绞尽脑汁，不让人一眼看出来那就是你的！

感谢我的编辑文静、慧敏、甜甜，还有大 BOSS 总裁张小波，接纳了我，催促我，改造我，让我从一个吃喝等死的专业孕妇，变成了一个好歹有一本书留世的专业孕妇。畅销与否，全靠天意，但你们把我和儿女们的宝贵回忆，变成了白纸黑字，这是我的幸运，是我的造化，作为报答我甘愿，下一本书还给你们做。（此处一个奸笑表情）

感谢为这本书情愿或不情愿倾情推荐的好心人们，等我有朝一日，不幸红了，我会买一渣土车书，亲自送到府上，持续为您家的厕所贡献一份绵薄之力。

感谢老李，兢兢业业做老公，做父亲。为了戏剧效果，甘愿被塑造成一个惧怕老婆，三纲五常的小男人。书中的老李，只是老李完美人格中的一小部分，都是表面现象。在现实生活中，老李是一个体貌端正，三观齐整，内心坚毅的狮子座大男人。我深深地爱慕跟随他，为了避免被他唾弃，我自觉端正态度，特此声明。（老公稿费分你一半）

最后还是不能免俗地要感谢父母，没有你们，就没有这个贫嘴分裂的我。感谢你们提供优渥的生活，让我安安心心生孩子，悠悠哉哉写稿子。我生了一儿一女之后，才感受到，你们之于我，是肝脑涂地都无法报答的恩情。什么都别说了，稿费另一半给你们。

最后，感谢翻完这本书的你。我的编辑跟我说，一切成功的书籍，都有一个语重心长，又承上启下的后记。可是比如我吧，是从来不看序和后记的，假如你看完整本书，意犹未尽地翻到了这一篇后记，这证明，你对我是真爱。

村上春树说，每个作家内心都藏存了很多的小抽屉，等到写作的时候，就偷偷地拉开抽屉，把珍宝捧出来，碰撞出精彩的章节。所以，他平时不写随笔，怕亏待了那些小抽屉。我的编辑朋友看过我的文稿不屑地说，一看就是新手，把什么鸡毛蒜皮都写了，生怕凑不够字数。老手都是说一句留一句，吊着胃口留给下一本。

我认真地审视了整本书，确实，我为了凑到10万字，把三姑六婆，隔壁邻居都出卖了。老李高大伟岸的形象也被摧毁，两个孩子更是在人之初，就被无辜地抛头露面。我摊摊手无奈地说：没办法，我就是这么实诚。

我想，毫无保留地将自己的所见所得、所感所思分享给你们，就是我对你们，最好的报答。

有缘下本书再见！

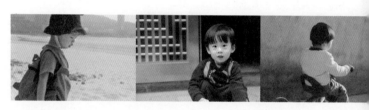

看，我怀孕了！

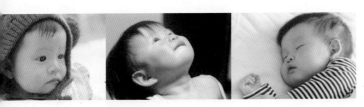

看，我怀孕了！

图书在版编目（CIP）数据

看，我怀孕了！/ 王錾錾著. — 南京：江苏凤凰
文艺出版社，2015

ISBN 978-7-5399-8221-2

Ⅰ.①看… Ⅱ.①王… Ⅲ.①妊娠期－妇幼保健－基
本知识 Ⅳ.①R715.3

中国版本图书馆CIP数据核字(2015)第069092号

书　　　名	看，我怀孕了！	
著　　　者	王錾錾	
责 任 编 辑	孙金荣	
特 约 编 辑	王慧敏	
文 字 校 对	郭慧红	
封 面 设 计	门乃婷	
出 版 发 行	凤凰出版传媒股份有限公司	
	江苏凤凰文艺出版社	
出版社地址	南京市中央路165号，邮编：210009	
出版社网址	http://www.jswenyi.com	
经　　　销	凤凰出版传媒股份有限公司	
印　　　刷	北京市兆成印刷有限责任公司	
开　　　本	880毫米×1230毫米　1/32	
印　　　张	8.5	
字　　　数	188千字	
版　　　次	2015年10月第1版　2015年10月第1次印刷	
标 准 书 号	ISBN 978-7-5399-8221-2	
定　　　价	36.00元	

（江苏凤凰文艺版图书凡印刷、装订错误可随时向承印厂调换）

FONGHONG
凤凰联动出品